W0253724

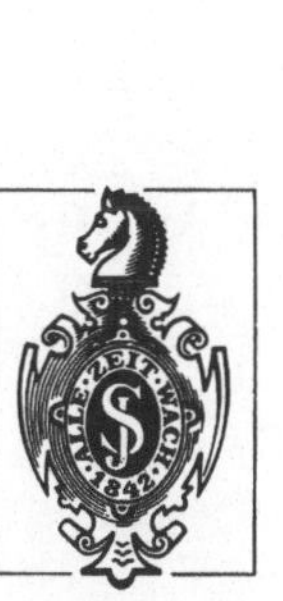
ALLE ZEIT WACH
1842

Metabolische und kardioprotektive Effekte durch Beta-Rezeptorenblockade

Herausgegeben von

G. Schettler H. Mörl F. W. Lohmann A. Wirth

Mit Beiträgen von

B. Åblad O. Almgren P. Björntorp C. Diehm S. Hagl
M. Hallbäck-Nordlander W. Heimisch J. Herlitz A. Hjalmarson
G. Holm S. Holmberg H. Kather W. Kindermann I. Lager
B. Ljung F. W. Lohmann W. Maier H. Meisner N. Mendler
H. Mörl L. Rydén F. Sebening J. Senges U. Smith K. Swedberg
J. A. Vedin F. Waagstein A. Waldenström J. Waldenström
H. Wedel J. Wikstrand L. Wilhelmsen C. E. Wilhelmsson

Mit 36 Abbildungen

Springer-Verlag
Berlin Heidelberg New York Tokyo 1983

Professor Dr. Dr. h.c. mult. Gotthard Schettler
Medizinische Klinik (Ludolf-Krehl-Klinik) der Universität
Bergheimer Straße 58, D-6900 Heidelberg 1

Professor Dr. Hubert Mörl
Medizinische Klinik (Ludolf-Krehl-Klinik) der Universität
Bergheimer Straße 58, D-6900 Heidelberg 1

Professor Dr. Friedrich Wilhelm Lohmann
I. Innere Abteilung des Krankenhauses Neukölln
Rudower Straße 56, D-1000 Berlin 47

Dr. Alfred Wirth
Medizinische Klinik (Ludolf-Krehl-Klinik) der Universität
Bergheimer Straße 58, D-6900 Heidelberg 1

ISBN-13: 978-3-540-12390-3 e-ISBN: 978-3-642-69080-8
DOI: 10.1007/978-3-642-69080-8

CIP-Kurztitelaufnahme der Deutschen Bibliothek
Metabolische und kardioprotektive Effekte durch Beta-Rezeptorenblockade/hrsg. von G. Schettler...
Mit Beitr. von Åblad ... - Berlin; Heidelberg; New York; Tokyo: Springer 1983.

NE: Schettler, Gotthard [Hrsg.]; Åblad, Bengt [Mitverf.]

Druck und Bindearbeiten: Beltz Offsetdruck, 6944 Hemsbach/Bergstr.
2127/3140-543210

Inhaltsverzeichnis

Einführung
H. Mörl XI

Pharmakologie der β-Rezeptoren-Blocker
B. Åblad, M. Hallbäck-Nordlander, B. Ljung, J. Wikstrand und O. Almgren 1

Einfluß der β-Rezeptoren-Blockade auf die Insulinsekretion und die Glukosetoleranz
P. Björntorp und G. Holm 13

Sind β-Adrenorezeptoren-Blocker bei Patienten mit Diabetes mellitus kontraindiziert?
U. Smith und I. Lager 19

Serum-Lipid-Veränderungen durch Beta-Blocker
F.W. Lohmann 27

Dynamik und Flexibilität adrenerger Regulationsmechanismen: Pathophysiologische und klinische Implikationen
H. Kather 35

Beta-Blocker und körperliche Aktivität
W. Kindermann 45

Pharmakologische Interventionsmöglichkeiten im Rahmen der Sekundärprävention
J.A. Vedin und C.E. Wilhelmsson 57

Der Effekt von Metoprolol auf die Mortalität und Morbidität beim akuten Myokardinfarkt
A. Hjalmarson, J. Herlitz, S. Holmberg, L. Rydén, K. Swedberg, J.A. Vedin, F. Waagstein, A. Waldenström, J. Waldenström, H. Wedel, L. Wilhelmsen und C.E. Wilhelmsson 77

Ventrikuläre Arrhythmien und plötzlicher Herztod
J. Senges 93

Der Einfluß von Metoprolol und Propranolol auf die Funktion des linken Ventrikels und das Kontraktionsverhalten ischämischer Myokardareale
S. Hagl, W. Heimisch, W. Maier, H. Meisner, N. Mendler und F. Sebening 99

Beta-Blockade und periphere Durchblutung
C. Diehm und H. Mörl 113

Sachverzeichnis 121

Mitarbeiterverzeichnis

Åblad, B.
Research Laboratories, AB Hässle, S-43183 Mölndal

Almgren, O.
Research Laboratories, AB Hässle, S-43183 Mölndal

Björntorp, P.
Medicinska Kliniken I, Sahlgrenska Hospital, Göteborg Universität, S-41345 Göteborg

Diehm, C.
Medizinische Universitätsklinik (Ludolf-Krehl-Klinik), Bergheimer Straße 58, D-6900 Heidelberg 1

Hagl, S.
Deutsches Herzzentrum München, Klinik für Herz- und Gefäßchirurgie, Lothstraße 11, D-8000 München 2

Hallbäck-Nordlander, M.
Research Laboratories, AB Hässle, S-43183 Mölndal

Heimisch, W.
Deutsches Herzzentrum München, Klinik für Herz- und Gefäßchirurgie, Lothstraße 11, D-8000 München 2

Herlitz, J.
Department of Medicine, Sahlgren's Hospital and Eastern Hospital, University of Göteborg, S-41345 Göteborg

Hjalmarson, A.
Departments of Medicine, Sahlgren's Hospital and Eastern Hospital, University of Göteborg, S-41345 Göteborg

Holm, G.
Medicinska Kliniken I, Sahlgrenska Hospital, Göteborg Universität, S-41345 Göteborg

Holmberg, S.
Departments of Medicine, Sahlgren's Hospital and Eastern Hospital, University of Göteborg, S-41345 Göteborg

Kather, H.
Klinisches Institut für Herzinfarktforschung an der Medizinischen Universitätsklinik (Ludolf-Krehl-Klinik), Bergheimer Straße 58, D-6900 Heidelberg 1

Kindermann, W.
Abteilung Sport- und Leistungsmedizin, Klinische Medizin der Universität des Saarlandes, D-6600 Saarbrücken

Lager, I.
Department of Medicine, Sahlgren's Hospital, University of Göteborg, S-41345 Göteborg

Ljung, B.
Research Laboratories, AB Hässle, S-43183 Mölndal

Lohmann, F.W.
I. Innere Abteilung des Städtischen Krankenhauses Neukölln, Rudower Straße 56, D-1000 Berlin 47

Maier, W.
Deutsches Herzzentrum München, Klinik für Herz- und Gefäßchirurgie, Lothstraße 11, D-8000 München 2

Meisner, H.
Deutsches Herzzentrum München, Klinik für Herz- und Gefäßchirurgie, Lothstraße 11, D-8000 München 2

Mendler, N.
Deutsches Herzzentrum München, Klinik für Herz- und Gefäßchirurgie, Lothstraße 11, D-8000 München 2

Mörl, H.
Medizinische Universitätsklinik (Ludolf-Krehl-Klinik), Bergheimer Straße 58, D-6900 Heidelberg 1

Rydén, L.
Departments of Medicine, Sahlgren's Hospital and Eastern Hospital, University of Göteborg, S-41345 Göteborg

Sebening, F.
Deutsches Herzzentrum München, Klinik für Herz- und Gefäßchirurgie, Lothstraße 11, D-8000 München 2

Senges, J.
Abteilung Innere Medizin III (Kardiologie), Medizinische Universitätsklinik (Ludolf-Krehl-Klinik), Bergheimer Straße 58, D-6900 Heidelberg 1

Smith, U.
Department of Medicine, Sahlgren's Hospital, University of Göteborg, S-41345 Göteborg

Swedberg, K.
Departments of Medicine, Sahlgren's Hospital and Eastern Hospital, University of Göteborg, S-41345 Göteborg

Vedin, J.A.
Department of Medicine, Cardiology Unit, Eastern Hospital, CK Plan 2, University of Göteborg, S-41345 Göteborg

Waagstein, F.
Departments of Medicine, Sahlgren's Hospital and Eastern Hospital, University of Göteborg, S-41345 Göteborg

Waldenström, A.
Departments of Medicine, Sahlgren's Hospital and Eastern Hospital, University of Göteborg, S-41345 Göteborg

Waldenström, J.
Departments of Medicine, Sahlgren's Hospital and Eastern Hospital, University of Göteborg, S-41345 Göteborg

Wedel, H.
Departments of Medicine, Sahlgren's Hospital and Eastern Hospital, University of Göteborg, S-41345 Göteborg

Wikstrand, J.
Research Laboratories, AB Hässle, S-43183 Mölndal

Wilhelmsen, L.
Departments of Medicine, Sahlgren's Hospital and Eastern Hospital, University of Göteborg, S-41345 Göteborg

Wilhelmsson, C.E.
Department of Internal Medicine, Eastern Hospital, CK Plan 2, University of Göteborg, S-41685 Göteborg

Einführung

Wie kaum eine andere Medikamentengruppe in den letzten zwei Jahrzehnten stellen die Betarezeptorenblocker ein wirklich neues, äußerst wirksames Behandlungsprinzip in der Therapie wichtigster internistischer Erkrankungen dar. Wenngleich schon früher bekannt, finden sie erst seit einigen Jahren in der Behandlung verschiedener, häufig auftretender Krankheiten Anwendung und werden Dank geringer Nebenwirkungen und großer therapeutischer Breite bei sachgemäßer Handhabung mit Recht in zunehmendem Maße verordnet. Dabei handelt es sich zumeist um eine Dauerbehandlung chronischer Erkrankungen mit einem hochwirksamen Medikament, welches jedoch unsachgemäß angewandt zu bedrohlichen Folgeerscheinungen führen kann, wenn bestimmte Kontraindikationen und Nebenwirkungen keine gebührende Beachtung finden.

Das in Gravenbruch im Anschluß an den unter Leitung von Prof. Dr. Dr. h.c. mult. G. Schettler abgehaltenen 6. Internationalen Arterioskleroseskongreß veranstaltete Symposion befaßte sich in erster Linie mit den möglichen Einflüssen einer Betarezeptorenblockade auf den Stoffwechsel, eine Frage, die bei dem enormen Umfang der Anwendung dieser Präparate, wie insbesondere auch der Langzeitbehandlung, von besonderer Wichtigkeit ist. Im Laufe der letzten Jahre hat sich herausgestellt, daß eine diabetogene Wirkung bzw. Verschlechterung der Stoffwechselsituation bei manifestem Diabetes bei einem kardioselektiven Betablocker wesentlich geringer ist als bei nichtkardioselektiven. Das gleiche trifft zu für Veränderungen von Lipidunterfraktionen, wobei die Verschiebung zugunsten der LDL-Fraktion auf Kosten der HDL-Fraktion nach dem jetzigen Kenntnisstand sicher kein atherogenes Risiko bedeutet, da die kardioprotektiven Effekte bei weitem überwiegen. Auch die Frage der körperlichen Aktivität unter Betablockade ist gebührend abgehandelt worden.

In einem zweiten Abschnitt ist die Rolle der Betablocker in der sekundären Prävention des Myokardinfarktes dargestellt worden und zwar durch die schwedischen Autoren der bekannten skandinavischen Langzeitstudien. Vor allem die norwegische Studie mit Timolol, die schwedische Studie mit Metoprolol und die amerikanische Studie mit Propranolol hatten den eindeutigen Nachweis erbracht, daß Betablocker bei Patienten mit einem überstandenen Herzinfarkt einen wirkungsvollen, statistisch signifikanten Schutz vor Re-Infarkt und plötzlichem Herztod erbringen. Besonders eindrucksvoll hat dies die 1978 begonnene amerikanische Studie aufgezeigt, die bis Juni 1982 laufen sollte. Sie wurde jedoch bereits im Oktober 1981 abgebrochen, da sich schon damals ein deutlicher Trend zugunsten der mit Propranolol behandelten Patienten ergeben hatte. Eine Fortführung dieser Studie war aus ethischen Gründen gegenüber der nichtbehandelten Kontrollgruppe nicht mehr vertretbar, da bei der Behandlung mit Betablockern die Sterblichkeit um 26–44% herabgesetzt und die Häufigkeit eines erneuten Infarktes um knapp 30% gesenkt werden konnte.

Auch Herzrhythmusstörungen und der plötzliche Herztod sind durch rechtzeitigen und langfristigen Einsatz von Betablockern drastisch zu senken. Es konnte auch gezeigt werden, daß entgegen den theoretischen Vorstellungen und einzelnen kasuistischen Mitteilungen die Betablockade bei einer arteriellen Verschlußkrankheit der Beine nicht kontraindiziert ist, so daß vielen Patienten mit Hypertension oder koronarer Herzkrankheit und gleichzeitig häufig vorhandener arterieller Verschlußkrankheit diese wirkungsvolle Behandlungsmöglichkeit nicht wie bisher versagt werden muß.

In Kenntnis der verringerten metabolischen Nebenwirkungen von kardioselektiven Betablockern und der jetzt sicher belegten Tatsache, daß in der sekundären Prävention der koronaren Herzkrankheit eindeutige Erfolge erbracht werden konnten, die durch die Antikoagulantien, durch die Antiaggregativa und die Antiarrhythmika nicht zu erbringen waren, ergibt sich die Möglichkeit, die Betablocker auch im Rahmen der primären Prävention bei mutmaßlich Infarktgefährdeten, bei an einer bis dahin stumm verlaufenen koronaren Herzkrankheit Leidenden, oder bei besonderen Risikopatienten einzusetzen. Damit haben wir nachgewiesenermaßen eine einfache, praktisch ohne weiteres anwendbare, hochwirksame Waffe im Kampf gegen den Herzinfarkt und den plötzlichen Herztod in der Hand.

Es gilt nun, dieses relativ neue Behandlungsprinzip jedem praktizierenden Arzt verständlich zu machen und ihm die harten Daten zu vermitteln. Dies ist in vorliegendem Verhandlungsband gut gelungen, da die Beiträge klar und eindeutig sowie mit praktischen Schlußfolgerungen versehen ein brauchbares Rüstzeug für die Handhabung des Einsatzes der Betablocker in der täglichen Praxis darstellen. Eine aus diesen Gründen voll gerechtfertigte notwendige Verbreitung ist diesem Büchlein deshalb zu wünschen.

H. Mörl

Pharmakologie der β-Rezeptoren-Blocker

B. Åblad, M. Hallbäck-Nordlander, B. Ljung, J. Wikstrand und O. Almgren

Zusammenfassung

1. Der therapeutische Effekt der β-Rezeptorenblocker bei Hypertonie, Angina pectoris und Herzarrhythmien ist überwiegend auf die Hemmung der über β_1-Rezeptoren vermittelten Mechanismen zurückzuführen.
2. Die therapeutischen Effekte werden hauptsächlich von 2 verschiedenen Zeitabläufen bestimmt:
a) Einem sofortigen, d.h. der Effekt korreliert direkt mit der Plasmakonzentration des β-Blockers.
b) Einem verzögerten, d.h. der therapeutische Effekt setzt verzögert ein, und nach Absetzen des Präparates hängt er noch eine gewisse Zeit nach.
3. Die zwei unterschiedlichen Zeit-Wirkungsabläufe deuten auf die Hemmung von spontanen und verzögerten Effekten hin, die über β_1-Rezeptoren vermittelt werden.
4. Es gibt Hinweise auf die Existenz der langsamen, über β-Rezeptoren vermittelten "trophischen" Mechanismen, die zum Anstieg der Proteinsynthese sowohl der neuronalen Tyrosin-Hydroxylase als auch der myokardialen und arteriellen Wandproteine führt. Eine Hemmung dieser Effekte mag ein Teil der Erklärung dafür sein, warum β-Blocker in der Hypertoniebehandlung zu einer Reduktion des Blutdrucks und zur Rückbildung der Hypertrophie des linken Ventrikels und der Arterien führt.

Im Jahre 1948 stellte Ahlquist [2] die Theorie auf, daß der adrenerge Transmitter Noradrenalin und das Adrenalin aus dem Nebennierenmark ihre Wirkungen durch die Verbindung mit zwei verschiedenen Rezeptortypen, alpha und beta, ausüben. Neuere Studien haben gezeigt, daß die β-Rezeptoren nicht homogen sind. Lands und Mitarbeiter [16] schlugen eine Unterteilung in β_1 und β_2 vor. Tabelle 1 zeigt einige adrenerge Wirkungen und den Rezeptortyp, der an der Übermittlung der jeweiligen Wirkung hauptsächlich beteiligt ist. Die alpha-Rezeptoren vermitteln z.B. die Kontraktion der glatten Muskulatur in den Blutgefäßen und dem Uterus. Die β_1-Rezeptoren rufen eine kardiale Stimulation hervor, aber auch andere Wirkungen, wie z.B. Lipolyse und Reninfreisetzung. Die β_2-Rezeptoren sind für die Erschlaffung der glatten Muskulatur, z.B. in den Blutgefäßen, Bronchien und im Uterus zuständig. Sie vermitteln auch verschiedene metabolische Wirkungen, wie z.B. die Ausschüttung von Insulin aus den β-Zellen im Pankreas und die Glykogenolyse in den Skelettmuskeln.

Die neuere Forschung hat das β_1/β_2-Konzept von Lands und Mitarbeitern weitgehend bestätigt [16]. Eine Modifizierung wurde von Carlsson [5] neu hinzugefügt. Er zeigte, daß die Verteilung von β_1- und β_2-Rezeptoren nicht so absolut organspezifisch ist, wie dies von Lands und Mitarbeitern angenommen worden war. Stattdes-

Tabelle 1. Beispiele von adrenergen Zielorganen, Wirkungen und Haupttyp des vermittelnden Rezeptors

Effector organ	Type of receptor	Adrenergic effect
Heart	β_1	Increased rate
		" contractility
		" conduction
		" exitability
		" automaticity
Blood vessels	α	Contraction
	β_2	Dilatation
Bronchia	β_2	Relaxation
Uterus	α	Contraction
	β_2	Relaxation
Skeletal muscle	β_2	Tremor
Kidneys	β_1	Renin release
Fat tissue	β_1	Lipolysis
Skeletal muscle	β_2	Glycogenolysis
	β_2	K^+ transport into cells
Pancreas	α	Inhibition of insulin release
	β_2	Stimulation of insulin release

sen sind sowohl β_1- als auch β_2-Rezeptoren an jeder Wirkung, die über β-Rezeptoren vermittelt wird, wie z.B. die Zunahme der Herzfrequenz, beteiligt. Diese Modifikation des Konzeptes von Lands ist in mehreren Studien bestätigt worden und wird auch von den Ergebnissen der vor kurzer Zeit durchgeführten Bindungsstudien mit radioaktiv markierten Liganden unterstützt [19, 20, 21]. Abb. 1 erläutert dies weiter mit Ergebnissen aus den Untersuchungen von Hedberg et al. [12]. Von den β-Rezeptoren im rechten Vorhof des Meerschweinchens oder der Katze zeigen 20% β_2-bindende Eigenschaften auf, und diese β_2-Rezeptoren sind an der Vermittlung der durch β_2-Stimulation ausgelösten Erhöhung der Herzfrequenz beteiligt. Fast alle β-Rezeptoren in der Kammer sind jedoch vom β_1-Typ, und die β_1-Rezeptoren sind von dominierender Bedeutung bei der Übermittlung der adrenergen Herzstimulation.

Weitere Untersuchungen auf diesem Gebiet [5] haben gezeigt, daß die relative Dichte von β_1- und β_2-Rezeptoren in einem bestimmten Organ oft durch ausgeprägte individuelle Variationen innerhalb einer Spezies und zwischen verschiedenen Spezies charakterisiert ist. Im allgemeinen ist jedoch β_1 der dominierende Rezeptoruntertyp, z.B. am Herzen, während β_2 beispielsweise in den Bronchien und Gefäßen dominiert.

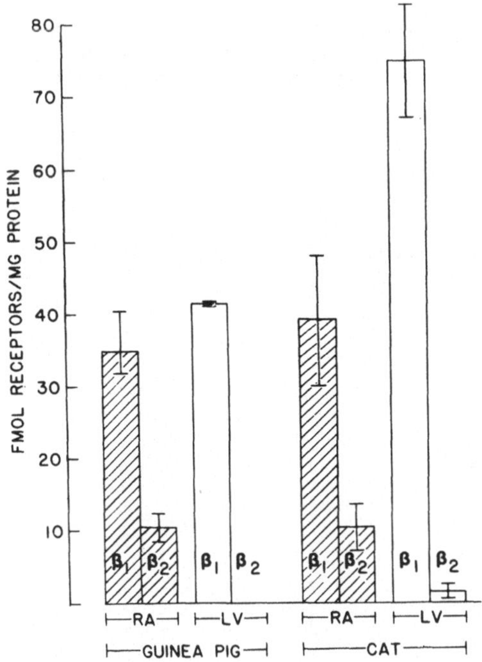

Abb. 1. Dichte der β_1- und β_2-Rezeptoren im rechten Vorhof und in der linken Kammer des Meerschweinchen- und Katzenherzens mittels Hofstee-Analyse. Hemmung der spezifischen $^{(125)}$ Iodohydroxybenzylpindolol-Bindung durch verschiedene β_1- und β_2-selektive Liganden bestimmt. (Aus [12])

Demgemäß ist die ursprüngliche Klassifizierung von Lands und Mitarbeitern im ganzen ein anwendbares Maß für die dominierende β-Rezeptorenuntergruppe, die an der Übermittlung einer bestimmten Reaktion beteiligt ist. Hinsichtlich ihrer Aktivierung von β-Rezeptor-übermittelten Reaktionen ist Noradrenalin β_1-selektiv, während Adrenalin eher β_2-selektiv ist. Dieser Unterschied hat zu der Hypothese geführt, daß Wirkungen von Noradrenalin, das aus den Neuronen freigesetzt wurde, hauptsächlich durch β_1-Rezeptoren übermittelt werden, während die Wirkungen des Nebennierenmarkhormons Adrenalin hauptsächlich durch β_2-Rezeptoren übermittelt werden.

Pharmakologische Eigenschaften der β-Rezeptorenblocker

Für die Charakterisierung der pharmakologischen Eigenschaften eines β-Blockers sind einige Faktoren von Bedeutung, nämlich pharmakodynamische Eigenschaften, wie z.B. β_1- oder β_2-Affinität, intrinsisch sympathikomimetische Aktivität und nicht-spezifische Wirkungen. Das klinische Wirkungsmuster eines β-Blockers kann sich von demjenigen eines anderen unterscheiden, und dies beruht hauptsächlich auf unterschiedlichen β_1-β_2-Affinitäten. Unterschiede hinsichtlich der intrinsischen β-sympathikomimetischen Aktivität können als Faktor hinzukommen, dessen klinische Bedeutung noch nicht vollständig geklärt ist. Die am meisten diskutierte nicht-spezifische Wirkung der β-Blocker ist die membranstabilisierende Wirkung, die eine direkte Kardiodepression verursachen kann. Es ist jedoch erwiesen [9], daß diese membranstabilisierende Wirkung bei therapeutischen Dosen nicht zu den klinischen Wirkungen aller jetzt registrierten β-Blocker beiträgt. Unterschiede in den klinischen Wirkungsmustern der β-Blocker können ferner auf Variationen der pharmakokinetischen Eigenschaften beruhen (s. Übersicht [13]).

Tabelle 2. Anästhesierte reserpinisierte Katze. Ungefähre Äquipotenzdaten einiger β-Blocker hinsichtlich der Hemmung der kardial-chronotropen und peripher vasodilatatierenden Reaktionen auf Isoprenalin und der intrinsischen Aktivität bezüglich der über β-Rezeptoren vermittelten Herzfrequenzerhöhung.

Die ED_{50}-Blockadewerte zeigen die Dosen der β-Blocker, die eine 50%ige Abnahme der submaximalen Kontrollreaktion auf Isoprenalin bewirkten. Die intrinsische Aktivität wird als die maximale chronotrope Reaktion eines Wirkstoffes im Verhältnis zu derjenigen des Isoprenalins ausgedrückt. Für Einzelheiten des Testverfahrens s. Åblad et al. [1]

Substance	Inhibition of response to isoprenaline ED50 mg/kg i.v.		β_1-Receptor selectivity	Intrinsic activity
	Heart rate	Vascular resistance		
Metoprolol	0.3	5	+	–
Atenolol	0.3	5	+	–
Practolol	0.5	35	+	+
Propranolol	0.1	0.1	–	–
Timolol	0.01	0.01	–	–
Alprenolol	0.1	0.1	–	+
Oxprenolol	0.1	0.1	–	+
Pindolol	0.005	0.005	–	+

Tabelle 2 zeigt die Ergebnisse, die mit einigen β-Blockern an der anästhesierten, mit Reserpin vorbehandelten Katze erzielt wurden. Die intravenöse Dosis der Blocker, die zur Hemmung der hauptsächlich β_1-übermittelten Reaktion der Herzfrequenz auf Isoprenalin erforderlich war, wird zusammen mit der Dosis gezeigt, die die hauptsächlich β_2-übermittelte periphere vasodilatierende Reaktion auf Isoprenalin hemmt. Wirkstoffe wie Propranolol, Timolol, Alprenolol, Oxprenolol und Pindolol sind relativ nichtselektiv, was die Hemmung der β_1- und β_2-Rezeptoren betrifft. Metoprolol, Atenolol und Practolol sind β_1-selektiv und hemmen die Herzreaktion in einer niedrigeren Dosis als zur Blockade der vasodilatatorischen Reaktion auf Isoprenalin erforderlich ist. Metoprolol und Atenolol zeigen den gleichen Grad der Selektivität. Innerhalb jeder Gruppe gibt es Wirkstoffe mit unterschiedlichem Grad von β-mimetischer intrinsischer Aktivität auf das Herz. Von diesen Wirkstoffen werden im folgenden hauptsächlich Propranolol und Metoprolol besprochen werden. Beide Präparate sind ohne intrinsische Aktivität. Metroprolol unterscheidet sich jedoch vom Propranolol durch seine β_1-Selektivität.

Zur Therapie verwenden wir β_1-selektive und nichtselektive Blocker, weil es keine klare therapeutische Indikation für β_2-Blocker gibt. Die therapeutischen Wirkungen von β-Blockern bei Hypertonie, Angina pectoris und Herzarrhythmien beruhen aller Wahrscheinlichkeit nach auf einer Hemmung von β_1-vermittelten Effekten, da die therapeutischen Dosen dieser Substanzen ungefähr denselben Grad von β_1-Hemmung bewirken [2]. Dies deutet an, daß therapeutische Dosen von nicht-selektiven Blockern eine signifikant höhere β_2-Hemmung erzeugen als die β_1-selektiven Blocker. Dies bedeutet, daß bei Verwendung von therapeutischen Dosen nichtselektive und β_1-selektive Blocker die gleiche Hemmung der adrenergen Herzstimulation bewirken. Nur die nichtselektiven β-Blocker bewirken eine signifikante Hemmung β_2-vermittelter Dilatation von Bronchien und Blutgefäßen sowie eine Hemmung der adrenergen Insulinfreisetzung, der Glykogenolyse und des Kaliumtransportes in die Skelettmuskelzellen. Klinisch ist die β_2-Blockade im großen und ganzen überflüssig. Sie kann sogar für den Patienten von Nachteil sein [17, 14].

Wirkungen der β-Blocker, die durch eine verzögerte Zeitkurve gekennzeichnet sind

Die bisher besprochenen β-Rezeptor vermittelten Wirkungen in Tabelle 1 sind durch eine schnelle Reaktion auf einen β-Stimulator gekennzeichnet, und ein β-Blocker bewirkt eine schnelle Hemmung dieser Wirkungen. Neue Ergebnisse weisen jedoch darauf hin, daß mehrere Effekte der β-Blocker im Gegensatz zu der z.B. sofort auftretenden Hemmung der β-vermittelten kardialen chronotropen und inotropen Wirkungen durch einen etwas verzögerten Eintritt gekennzeichnet sind [4].

Abbildung 2 zeigt schematisch die therapeutische Wirkung eines β-Blockers in Abhängigkeit des Plasmaspiegels über einen Zeitraum von 3 Wochen.

Der maximale Plasmaspiegel der Substanz erreicht einen steady-state innerhalb eines oder zweier Tage und sinkt bei Absetzen der Behandlung wieder rasch ab. Einige therapeutische Effekte folgen offenbar direkt der Kurve der β-Blocker-Plasmakonzentration, so beispielsweise der antianginöse Effekt, der sich durch ein schnelles Einsetzen nach der ersten Dosis auszeichnet, bei Langzeitbehandlung weiter besteht und nach Absetzen der Behandlung rasch wieder verschwindet (Kurve I).

Die antihypertensive Wirkung von β-Blockern folgt dagegen einer Zeitkurve, die nicht direkt mit der Zeitkurve des Plasmaspiegels korreliert. Der Eintritt des antihypertensiven Effektes erfolgt mindestens einige Stunden später als die Reduktion

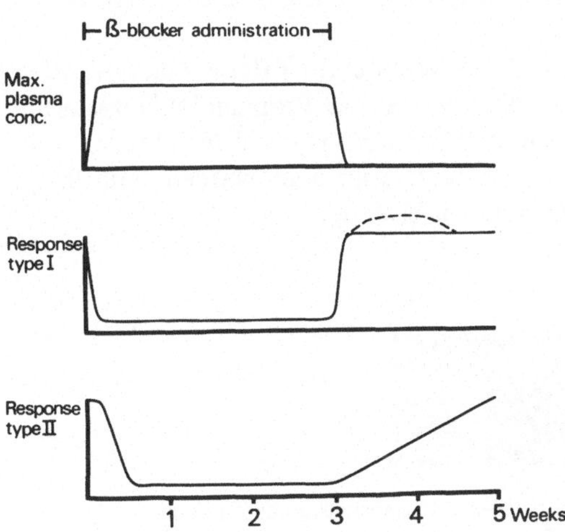

Abb. 2. Annähernde Zeitkurve für die Plasmakonzentration und die therapeutische Wirkung während einer dreiwöchigen β-Blockergabe

der Herzfrequenz (Kurve II). Auch bei einer nur 3wöchigen β-Blockertherapie hält der antihypertensive Effekt nach Absetzen der Therapie noch eine oder mehrere Wochen an [4].

Der akute antiarrhythmische Effekt beruht auf der Hemmung der über β-Rezeptoren vermittelten Erhöhung der myokardialen Automatizität und der Leitungsgeschwindigkeit sowie einer Herabsetzung der Aktionspotentialdauer in den myokardialen Zellen. Der verzögerte Effekt wurde durch Raine und Vaughan Williams am Kaninchen gezeigt [23, 24]. Abbildung 3 zeigt die intrazellulären Potentiale von Papillarmuskeln von Kaninchen, die 24 Stunden nach einer längeren Behandlung mit Placebo, Propranolol und Metoprolol getötet wurden. Verglichen mit der Kontrollgruppe war bei den mit β-Blockern behandelten Tieren die Aktionspotentialdauer um 25% verlängert. Dieser Effekt folgte der verzögerten Zeitkurve, da er nach einer akuten Dosis nicht beobachtet werden konnte. Er hielt jedoch noch eine Woche nach Absetzen der β-Blockerbehandlung an. Es ist hierbei wichtig zu bemerken, daß diese Befunde auch beim Menschen festgestellt worden sind. Eine prinzipiell ähnlich verzögerte Verlängerung der Aktionspotentialdauer wurde durch die Registrierung von monophasischen Aktionspotentialen beim Menschen unter der Behandlung mit Metoprolol von Edvardsson und Olsson demonstriert [8].

Dieser verzögerte Effekt auf die Aktionspotentialdauer war mit einer verlängerten effektiven Refraktärzeit verbunden [24, 8] und dürfte ein vermindertes Risiko für "Re-entry-Phänomene" auch in Situationen sein, in denen das Herz nicht-adrenerger Stimulation ausgesetzt ist. Die akuten und verzögerten antiarrhythmischen Mechanismen zusammen dürften zu der Erklärung beitragen, warum Langzeitbehandlung mit β-Blockern eine Herabsetzung der Anzahl plötzlicher Herztodesfälle bei Myokardinfarktpatienten bewirkt.

Welche Mechanismen tragen zu der verzögerten Wirkung von β-Blockern bei? Darüber wissen wir bis heute sehr wenig, aber man kann drei Möglichkeiten diskutieren:
1. Der verzögerte Effekt kann eine Anpassung an sofort eintretende β-vermittelte Effekte sein. Es wird z.B. diskutiert, daß der antihypertensive Effekt zum Teil auf einer Umstellung der Barorezeptoren beruht, was eine Anpassungsreaktion auf die Hemmung von β-Rezeptor-vermittelte Stimulierung der Herzfrequenz und der Kontraktilität darstellt [22].
2. Es könnte pharmakokinetische Ursachen für die verzögerten Effekte von β-Blockern geben. Daniell und Mitarbeiter [7] vertreten die Theorie, daß Propranolol langsam in die adrenergen Nervenendigungen eindringt und als falscher Transmitter fungiert. Dies könnte eine mögliche Erklärung für verzögerte Effekte sein, doch wurden diese Befunde bisher noch von keinen anderen Laboratorien bestätigt.

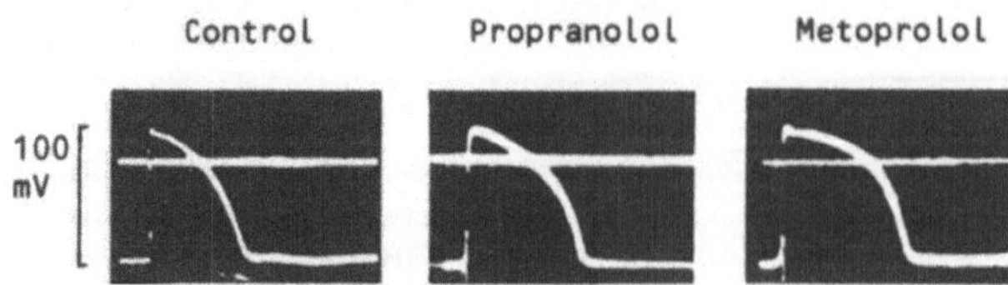

Abb. 3. Intrazelluläre Potentiale des rechten Ventrikel-Papillarmuskels eines Kaninchens, das 24 Stunden nach einer β-Blocker-Langzeitbehandlung getötet wurde. (Aus [24])

3. könnten wir es mit einer Hemmung von verzögerten β-Rezeptor-vermittelten Wirkungen zu tun haben. Es gibt einige Hinweise für das Vorhandensein einer verzögerten β-Rezeptor-vermittelten Stimulierung der Proteinsynthese in bestimmten Organen.

Abbildung 4 zeigt hierzu ein beeindruckendes Beispiel. Es wurde Ratten 17 Tage lang Isoprenalin verabreicht, was zu einem zehnfachen Anstieg des Proteingehaltes in den Speicheldrüsen und zur Hypertrophie und Hyperplasie führte. Dieser Effekt wird von β_1-Rezeptoren vermittelt (Almgren, persönliche Mitteilungen).

Der Mechanismus, der für diesen trophischen Effekt des Isoprenalins verantwortlich ist, ist bis jetzt noch nicht untersucht worden [29], jedoch habe ich in Abb. 5 versucht, einen Mechanismus darzustellen. Eine β-Rezeptor-Stimulierung führt innerhalb weniger Sekunden zu Bildung von zyklischem AMP, das eine Sekretion der Speicheldrüsen bewirkt. Nach einigen Stunden erfolgt ein Anstieg von zytoplasmischer RNA, die zu einer erhöhten Proteinsynthese und zellulärer Hypertrophie in den Speicheldrüsen führt. Ca. 24 Stunden später erhöht sich die nukleare DNA, was in der Folge eine erhöhte Zellteilung der Speicheldrüsen auslöst.

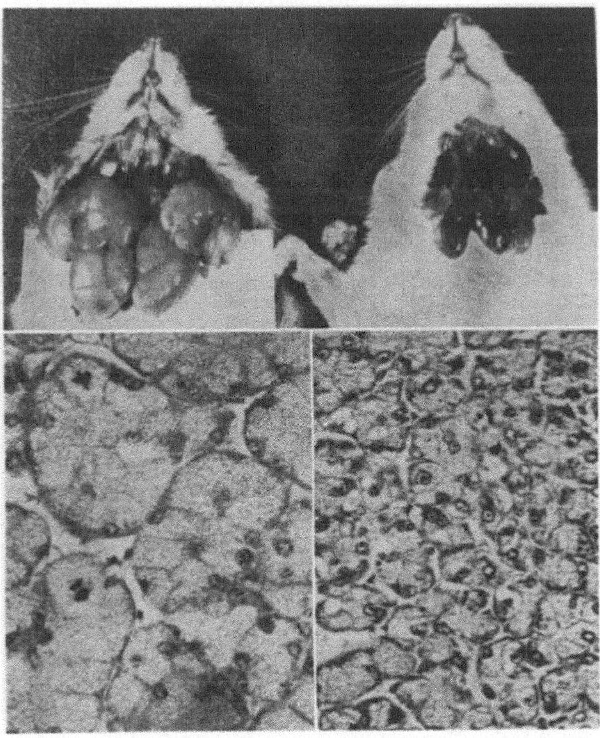

Abb. 4. (*Oben*) Stark vergrößerte Speicheldrüsen einer mit Isoproterenol behandelten Ratte (*links*) im Vergleich zu den Speicheldrüsen einer nicht behandelten Ratte. Unten (*links*) Zellproliferation und Zellhypertrophie in der Parotis einer mit Isoproterenol behandelten Ratte im Vergleich zu den Zellen (*rechts*) einer unbehandelten Ratte. (Aus [25])

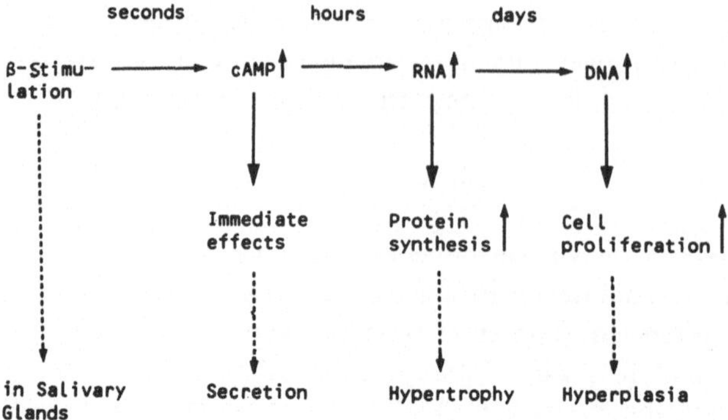

Abb. 5. Schema der Sofortwirkung und verzögerten Wirkung der β-Rezeptorstimulation in den Speicheldrüsen

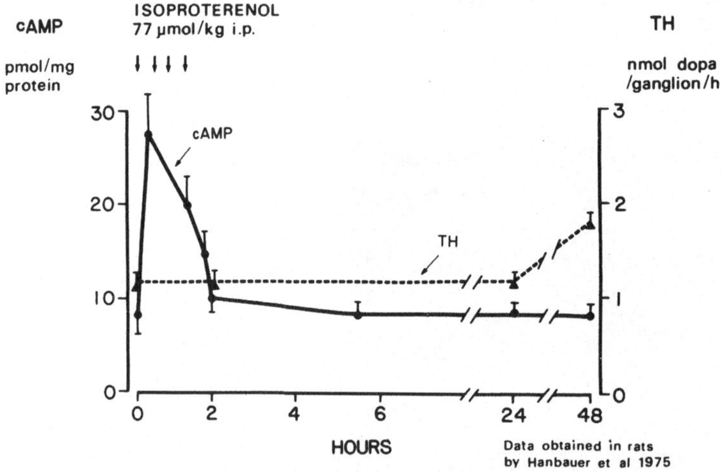

Abb. 6. Wirkung von l-Isoproterenol auf die Konzentration von cAMP und TH-Aktivität eines isolierten Ganglion cervicale superius. Die Isolierung wurde 48–72 Stunden vor dem Experiment durchgeführt. Jeder Punkt ist der Mittelwert von mindestens 4 Messungen

Abbildung 6 zeigt einen anderen verzögerten Effekt, der von β-Adrenorezeptoren vermittelt wird. Hanbauer und Mitarbeiter zeigten einen β-Rezeptor-vermittelten trophischen Effekt beim dezentralisierten sympathischen Halsganglion von Ratten. Eine 2stündige Verabreichung von Isoprenalin verursachte eine Erhöhung des zyklischen AMP in den Ganglien. Dies löste eine Kette von Reaktionen aus, die zu einer erhöhten Tyrosin-Hydroxylase-Aktivität 48 Stunden später führte. Das Enzym Tyrosin-Hydroxylase wirkt normalerweise auf die Bildung von neuronalem Noradrenalin. Deshalb dürfte diese Erhöhung ein Anstieg der sympathischen Nervenfunktion bedeuten. Nun kann man annehmen, daß es eine endogene β-Rezeptor-vermittelte Kontrolle der neuronalen Tyrosin-Hydroxylase-Aktivität gibt, die dann durch Langzeittherapie mit einem β-Blocker gehemmt wird. Diese Hemmung führt zu einer herabgesetzten sympathischen Nervenaktivität in den Blutgefäßen und am Herzen, was zu dem verzögerten antihypertensiven Effekt von β-Blockern vielleicht beitragen könnte.

Auch das Herz ist β-Rezeptor-vermittelten trophischen Effekten ausgesetzt. Es ist erwiesen, daß Katecholamine die Proteinsynthese im Myokard erhöhen und zur Hypertrophie führen [15, 28]. Es gibt Hinweise dafür, daß die Hemmungen dieser β-vermittelten verzögerten Wirkungen zu den kardiovaskulären Effekten der Dauerbehandlung mit β-Blockern beitragen können.

Abbildung 7 zeigt Daten, die Hallbäck-Nordlander und Ljung [10] in unseren Laboratorien erhalten haben. Alte Rattenweibchen mit spontaner Hypertonie wurden 6 Monate lang mit Metoprolol behandelt. Metoprolol senkte den arteriellen Mitteldruck um 30 mmHg im Vergleich zur Kontrollgruppe. Die hypertensiven Tiere hatten einen gewissen Grad von Linksherzhypertrophie bei Beginn der Studie. Die Tiere der Kontrollgruppe hatten eine signifikante Progression der Hypertrophie während der Studiendauer. Metoprolol schützte jedoch vollständig vor dem Fortschreiten der Linksherzhypertrophie. Es wurde auch festgestellt, daß Metoprolol die Entwicklung der arteriellen Mediahypertrophie bei diesen Ratten verhinderte.

Abbildung 8 zeigt ähnliche Resultate von Trimarco und Mitarbeitern bei 10 Hypertoniepatienten. Die Patienten wurden zwei Jahre lang mit Metoprolol behandelt und wurden alle sechs Monate echokardiographisch untersucht. Metoprolol normalisierte den Blutdruck und bewirkte eine schrittweise Rückbildung der linken Ventrikelwanddicke sowie der linken Ventrikelmasse um 12%. Diese Rückbildung der linken Ventrikel-

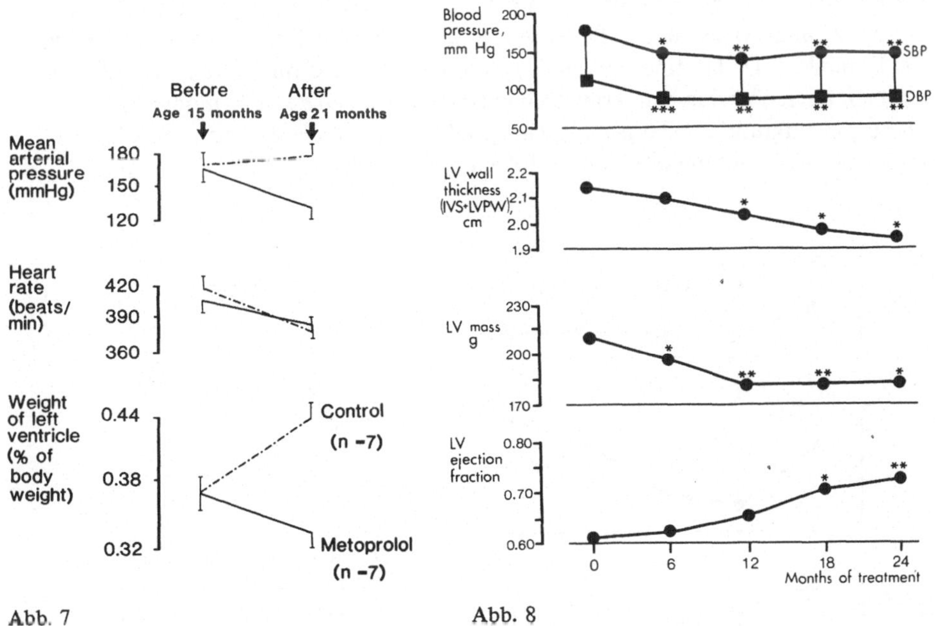

Abb. 7

Abb. 8

Abb. 7. Wirkung einer sechsmonatigen Metoprololbehandlung bei alten spontanhypertensiven Ratten. (Aus [10])

Abb. 8. Wirkungen einer zweijährigen Metoprololbehandlung bei 10 Hypertoniepatienten. *IVS* intraventrikuläres Septum, *LBBM* linke hintere Kammerwand, *SBP* systolischer Blutdruck, *DBP* diastolischer Blutdruck. *p ⟨ 0,05, **p ⟨ 0,01, ***p ⟨ 0,001. Verglichen mit den Basiswerten (Student's test für gepaarte Beobachtungen). (Aus [26])

hypertrophie war mit einer erhöhten Ejektionsfraktion des linken Ventrikels verbunden, was eine Verbesserung der Myokardfunktion bedeutete. Sowohl diese als auch die Befunde der linken Ventrikelmasse bei den Ratten konnten ausschließlich einer Reduktion des arteriellen Blutdrucks zugeschrieben werden, doch deuten kürzlich berichtete Daten von Yamori et al. [30] an, daß die Rückbildung der linksventrikulären Hypertrophie teilweise auf der Hemmung eines β_1-vermittelten trophischen Effektes auf das Myokard beruht. Unabhängig von den mitwirkenden Mechanismen dürfte die beschriebene Rückbildung kardialer und arterieller Hypertrophie bei Hypertoniebehandlung mit β-Blockern eine verringerte Gefahr für Komplikationen aufgrund von kardiovaskulären Degenerationserscheinungen andeuten.

In der Studie von Trimarco und Mitarbeitern waren die kardialen Veränderungen mit Änderungen des hämodynamischen Wirkungsmusters von Metoprolol über einen Zeitraum von 2 Jahren verbunden (Abb. 9). Nach einer sechsmonatigen Behandlung war der antihypertensive Effekt von Metoprolol hauptsächlich auf eine Absenkung des Herzminutenvolumens zurückzuführen. Nach zweijähriger Behandlung war das Herzminutenvolumen wieder auf den Ausgangswert zurückgekehrt, und der antihypertensive Effekt beruhte auf einer Reduktion des peripheren Gefäßwiderstandes. Solche Änderungen sind möglicherweise das Ergebnis einer allgemeinen Rückbildung der durch die Hypertonie ausgelösten kardialen und arteriellen Hypertrophie. Diese Annahme wird gestützt durch die Ergebnisse von Lund-Johansen und Ohm 1977 [18]. Sie fanden keine entsprechenden hämodynamischen Änderungen während der Langzeitbehandlung von Hypertoniepatienten mit Metoprolol, deren Blutdruckwerte niedriger waren (Mittelwert 151/99 mmHg) als bei den Patienten in der Studie von Trimarco et al. (Mittelwert: 177/110 mmHg). Da bei einer milden Hypertonie sich nur geringe strukturelle Änderungen am Herzen und in den Arteriolen ausbilden, können keine hämodynamischen Änderungen aufgrund von Hypertrophierückbildungen bei diesen Patienten während einer Langzeitbehandlung mit Metoprolol erwartet werden.

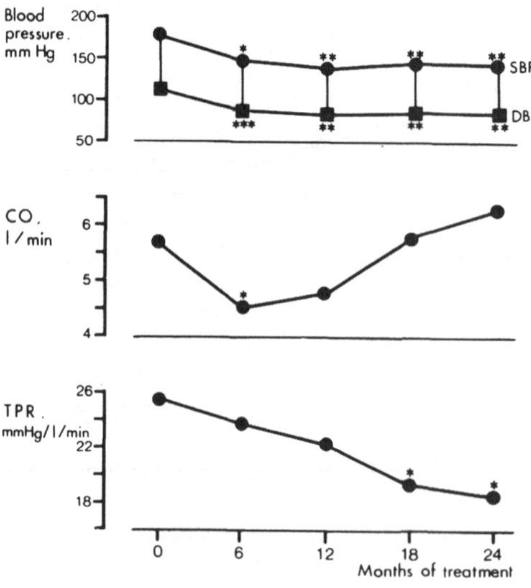

Abb. 9. Hämodynamische Auswirkungen einer zweijährigen Metoprololbehandlung bei 10 Hypertoniepatienten. *CO* Cardiac output, *TPR* totaler peripherer Gefäßwiderstand. $^*p < 0{,}05$, $^{**}p < 0{,}01$, $^{***}p < 0{,}001$. Verglichen mit den Basiswerten (Student's test für gepaarte Beobachtungen). (Aus [26])

Literatur

1. Åblad B, Ljung B, Sannerstedt R (1976) Haemodynamic effects of β-adrenoceptor blockers in hypertension. Drugs 11 Suppl I:127–134
2. Ahlquist RP (1948) A study of the adrenotropic receptors. Am J Physiol 153:586
3. Carlsson E (1979) On the classification and distribution of β-adrenoceptors. Acta Pharm et Tox 44 Suppl II:17–20
4. Carlsson E, Åblad B (1978) The effect of the β-adrenoceptor blockers in cardiovascular diseases. Läkartidningen 75:4028–4032
5. Carlsson E, Åblad B, Brändström A, Carlsson B (1972) Differentiated blockade of the chronotropic effects of various adrenergic stimuli in the cat heart. Life Sci II Part 1:953–958
6. Conway FJ, Amery A (1975) The antihypertensive effect of propranolol and other β-adrenoceptor antagonists. In: Davies D, Reid J Central action of drugs in the regulation of blood pressure. Pitman Medical Publishing Co Ltd, London, p 277–290
7. Daniell HB, Walle T, Gaffney TE, Webb JG (1979) Stimulation-induced release of propranolol and norepinephrine from adrenergic neurons. J Pharmacol Exp Ther 203:354–359
8. Edvardsson N, Olsson SB (1981) Effects of acute and chronic beta-receptor blockade on ventricular repolarisation in man. Br Heart J 45:628–636
9. Gibson DG (1974) Pharmacodynamic properties of β-adrenergic receptor blocking drugs in man. Drugs 7:8–38
10. Hallbäck-Nordlander M, Ljung B (1980) Longterm treatment of spontaneously hypertensive rats with a new antihypertensive vasodilator, H154/82. Effects on blood pressure, cardiac hypertrophy, and renal function (Abstract in Swedish). Läkarsällskapets Riksstämma – Sammanfattningar, p 217
11. Hanbauer I, Kopin IJ, Guidotti A, Costa E (1975) Induction of tyrosine hydroxylase elicited by beta adrenergic receptor agonists in normal and decentralized sympathetic ganglia: Role of cyclic 3', 5'-adenosine monophosphate. J Pharmacol Exp Ther 193;1:95–104
12. Hedberg A, Minneman KP, Molinoff PB (1980) Differential distribution of β_1- and β_2-adrenoceptors in cat and guinea-pig heart. J Pharm Exp Ther 212:503–508
13. Johnsson G, Regårdh CG (1976) Clinical pharmacokinetics of beta-adrenoceptor blocking drugs. Clin Pharmacokinet 1:233–263
14. Kendall MJ (1981) Are selective beta-adrenoceptor blocking drugs an advantage? J R Coll Physicians (Lond) 15:33–40
15. Källfelt BJ, Hjalmarson A, Isaksson OG (1976) In vitro effects on protein synthesis in perfused rat heart. J Mol Coll Cardiol 8:787–802
16. Lands AM, Arnold A, McAuliff JP, Luduena FP, Brown Jr TG (1967) Differentiation of receptor systems activated by sympathomimetic amines. Nature 214:597–598
17. Lohmann FW (1981) Beta-Rezeptorenblocker – Metabolische Wirkungen und Konsequenzen für die Therapie. Münchener Medizinische Wochenschrift 47:1795–1798
18. Lund-Johansen P, Ohm OJ (1977) Haemodynamic long-term effects of metoprolol at rest and during exercise in essential hypertension. Br J Clin Pharmacol 4:147–151
19. Maguire ME, Ross EM, Gilman AG (1977) Beta-adrenergic receptor: Ligand binding properties and the interaction with adenylate cyclase. Adv Cyclic Nucleotide Res 8:1–83
20. Minneman KP, Hegstrand LR, Molinoff PB (1979) The pharmacological specificity of β_1- and β_2-adrenergic receptors in rat heart and lung in vitro. Mol Pharm 16:21–33
21. Minneman KP, Hedberg A, Molinoff PB (1979) Comparison of β-adrenergic receptor subtypes in mammalian tissues. J Pharm Exp Ther 211:502–508
22. Prichard BNC, Gillam PMS (1969) Treatment of hypertension with propranolol. Br Med J 1:7–16
23. Raine AEG, Vaughan Williams EM (1976) Possible explanation for protective action of long-term beta-adrenoceptor blockade after myocardial infarction. Br Heart J 38:873–874
24. Raine AEG, Vaughan Williams EM (1981) Adaptation to prolonged β-blockade of rabbit atrial, purkinje, and ventricular potentials, and of papillary muscle contraction. Circ Res 48;6:804–812

25. Selye HR, Veilleux R, Cantin M (1961) Excessive stimulation of salivary gland growth by isoproterenol. Science 133:44–45

26. Trimarco B, Ricciardelli B, Volpe M, Sacca L, Chiariello M, Rengo F (1980) Echocardiographic assessment of the effect of a long-term treatment with metoprolol on left ventricle in hypertensive patients. Curr Ther Res 28;6:953–963

27. Trimarco B, Wikstrand J, Buzzetti G (1982) Regression of left ventricular hypertrophy and improvement of left ventricular function after long-term antihypertensiv treatment with metoprolol. Abstract, submitted to Ninth Scientific Meeting of the Int Soc of Hypertension, Mexico City

28. Will-Sahab L, Krause EG (1980) Effects on myocardial metabolism. In: Szekeres L Adrenergic activators and inhibitors, Handb Exp Pharm 54/1. Springer-Verlag, Berlin Heidelberg New York, pp 823–852

29. Whitfield JF (1980) Adrenergic agents, calcium ions, and cyclic nucleotides in the control of cell proliferation. In: Szekeres L Adrenergic activators and inhibitors, Hand Exp Pharm 54/1. Springer-Verlag, Berlin Heidelberg New York, pp 267–317

30. Yamori Y, Tarazi RC, Ooshima A (1980) Effect of β-blockers on cardiovascular structural changes in spontaneous and noradrenaline-induced hypertension. Clin Sci 59:45–48

Einfluß der β-Rezeptoren-Blockade auf die Insulinsekretion und die Glukosetoleranz

P. Björntorp und G. Holm

Zusammenfassung

Die Insulinsekretion wird vom autonomen Nervensystem sowohl in der Peripherie als auch zentral reguliert. Beim Fasten erfolgt die Regulation vorwiegend peripher. Eine beta-adrenerge Stimulation führt zu einer gesteigerten Insulinsekretion, wobei beim Menschen vorwiegend Beta-II-Rezeptoren verantwortlich sind. Eine Stimulation der Alpha-Rezeptoren hingegen führt zu einer Hemmung der Insulinsekretion.

Zentrale Mechanismen werden über Kerne im Hypothalamus gesteuert. Eine Zerstörung des vendromedialen Anteils des Hypothalamus verursacht eine Hyperinsulinämie, die auf neuralem Wege vermittelt wird. Das parasympathische Nervensystem ist für die Entstehung dieser Hyperinsulinämie ebenfalls von Bedeutung, da sie durch Vagotonie beseitigt werden kann.

Diese Regulationsmechanismen haben klinische Bedeutung. Beim Fasten bewirkt die beta-adrenerge Stimulation eine Insulinsekretion und eine Mobilisation von Fettsäuren, was zu einem fein balancierten System leitet, bei dem Fettsäuren für Energiezwecke zugeführt werden. Bei körperlicher Belastung bewirkt eine erhöhte beta-adrenerge Stimulation eine vermehrte Bereitstellung von Fettsäuren aus dem Fettgewebe; zudem wird zusätzlich die Glukoseabgabe von der Leber in den Blutstrom durch einen verminderten inhibitorischen Effekt von Insulin ermöglicht. Eine chronische adrenerge Überstimulation, wie sie beim Phäochromozytom vorliegt, führt zum Diabetes mellitus durch Hemmung der Insulinsekretion. Die Behandlung des Diabetes mellitus mit erhaltener Insulinsekretion erfolgt am besten durch einen selektiven Beta-I-Antagonisten, der die Beta-II-Rezeptoren unbeeinflußt läßt und damit mit der körpereigenen Insulinproduktion nicht interferiert.

Insulin hat eine Reihe von Stoffwechseleffekten, die alle zur Erhaltung und Speicherung von Energie dienen. Insulin ist deshalb das wichtigste anabole Hormon des Organismus. Der beste und am längsten bekannte Effekt von Insulin ist die Einschleusung von Glukose vom extrazellulären in den intrazellulären Raum, wodurch die Glukosekonzentration im Blut verringert wird. Es ist daher physiologisch sinnvoll, daß Glukose einen Effekt auf die Insulinsekretion ausübt. Dieses Regulationssystem ist so fein abgestimmt, daß selbst geringe Konzentrationen von Glukose in der Arteria pancreatica zu erheblichen Änderungen der Insulinsekretion führen. Diese Veränderungen der Insulinsekretion sind sowohl in den pankreatischen Venen als auch in der Peripherie nachzuweisen, wobei die Anstiege der Plasmainsulinkonzentrationen denen der Glukose folgen.

Typischerweise kommt es bei der Stimulation der Insulinsekretion sehr rasch zu einer Freisetzung von Insulin, was zu hohen Insulinkonzentrationen in der Portalvene und in der Peripherie führt. Gefolgt werden diese Spitzenkonzentrationen von einer mehr protrahierten Insulinfreigabe. Diese beiden Formen der Insulinsekretion sind möglicherweise darauf zurückzuführen, daß Insulin sowohl von einem akuten und kleinen Pool als auch von einem langsamen Pool, der mit der Insulinsynthese gekoppelt ist, freigegeben wird.

Periphere Regulation der Insulinsekretion

Es ist erst 15 Jahre her, seitdem man weiß, daß nicht nur metabolische Faktoren die Insulinsekretion beeinflussen. Porte et al. (1966) zeigten zuerst, daß auch das autonome Nervensystem die Insulinsekretion beeinflußt. Betroffen ist davon sowohl das cholinerge als auch das adrenerge Nervensystem, wobei im letzteren alpha- und beta-adrenerge Mechanismen über das Adenylzyklasesystem vermittelt werden. Porte et al. (1967) zeigten später, daß die Katecholamine die Insulinsekretion hemmen. Diese Hemmung konnte aufgehoben werden, wenn eine Vorbehandlung mit Pehntholamin, einem alpha-adrenergen Blocker, vorgenommen wurde. Umgekehrt bewirkte eine alpha-adrenerge Stimulation eine Verminderung der Insulinsekretion, während eine beta-adrenerge Stimulation zu einer Zunahme führte. Wurden Katecholamine verwandt, die sowohl alpha- als auch beta-adrenerge Wirkungen hatten, wurde sowohl eine Hemmung als auch eine Stimulation der Insulinsekretion beobachtet. Aus diesen Versuchen wurde geschlossen, daß die alpha-adrenerge Hemmung vorwiegend auf den akuten kleinen Insulinpool wirkte, während die beta-adrenerge Stimulation vorwiegend über den langsamen, Synthese-gekoppelten Pool vermittelt wurde. Letzteres konnte auch dadurch gezeigt werden, daß der beta-adrenerge Effekt durch Propranolol geblockt werden konnte.

Betrachtet man diese Vorgänge im physiologischen Zusammenhang, müssen sie folgendermaßen interpretiert werden. Das sympathische Nervensystem hat sowohl alpha- als auch beta-adrenerge Wirkung. Grundsätzlich ist die alpha-adrenerge Stimulation für Fight und Flight geeignet, während die beta-adrenerge Stimulation entgegengesetzte Wirkungen hat. Da Insulin ein potentes anaboles Hormon ist, ist es physiologisch sinnvoll, daß seine Sekretion durch beta-adrenerge Mechanismen stimuliert wird und durch alpha-adrenerge Mechanismen inhibiert wird. Es gibt aber auch noch einen anderen wichtigen Aspekt auf der Ebene des Energiegleichgewichtes. Die Hauptenergiequelle des Körpers beim Fasten sind die vom Fettgewebe stammenden freien Fettsäuren. Sie werden durch eine sogenannte hormonsensitive Lipase freigesetzt, die durch beta-adrenerge Mechanismen stimuliert und durch alpha-adrenerge Mechanismen gehemmt wird. Das Gleichgewicht zwischen alpha- und beta-adrenergen Mechanismen ist unter normalen Bedingungen wahrscheinlich weniger wichtig als das Gleichgewicht zwischen beta-adrenergen Wirkungen, die die Lipolyse stimulieren und der Insulinsekretion, die zur Hemmung der Lipolyse führt. Diese Gleichgewichtssituation ist beim Fasten und beim Diabetes anders, da bei diesen Situationen Insulin von geringerer und alpha-adrenerge Wirkungen von größerer Wichtigkeit sind. Unter normalen Bedingungen ist es jedoch ein fein balanciertes System, wobei das beta-adrenerge Nervensystem einerseits die Lipolyse direkt stimuliert und andererseits durch die Stimulation der Insulinsekretion die Lipolyse hemmt. Schließlich werden auch über diese Mechanismen die Konzentrationen der freien Fettsäuren im Plasma exakt reguliert.

Kürzlich wurde die Betrachtung des adrenergen Nervensystems dadurch komplexer, daß man Alpha- und Betarezeptoren in Alpha-I und Alpha-II- bzw. Beta-I- und Beta-II-Rezeptoren unterteilte. Diese Komplexität bedingt auch, weshalb es unklar ist, ob die Insulinsekretion durch Alpha-I- oder Alpha-II-Rezeptoren gehemmt wird. Loubatieres et al. (1971) haben jedoch klar gezeigt, daß stimulatorische Effekte der Katecholamine hinsichtlich der Insulinsekretion durch Beta-II-Rezeptoren vermittelt werden. Propranolol, ein nicht selektiver beta-adrenerger Antagonist, hemmt die Insulinsekretion, während Praktolol, ein selektiver beta-I-adrenerger Antagonist, diese Wirkung nicht aufweist. Salbutamol, ein selektiver Beta-II-Antagonist, stimuliert eindeutig die Insulinsekretion. Diese Ergebnisse basieren auf Untersuchungen an Hunden. William-Olsson et al. (1979) untersuchten ähnliche Fragestellungen am Menschen. Die Wirkung von Isoprenalin, einem reinen beta-adrenergen Stimulator, wird von Propranolol, einem nicht-selektiven beta-adrenergen Blocker, total gehemmt, jedoch nicht von Metoprolol, einem selektiven Beta-I-Antagonisten. Durch die Applikation von Metoprolol bleibt somit nur eine Beta-II-Wirkung vorhanden, weshalb auch die Insulin-sekretorische Wirkung von Isoprenalin durch diese Substanz nicht aufgehoben wird. In dieser Untersuchung konnte zudem gezeigt werden, daß Terbutalin, ein selektiver Beta-II-Agonist, die Insulinsekretion stimulierte. Ähnlich wie zuvor beim Hund gezeigt, wird demnach auch beim Menschen die Insulinsekretion durch Beta-II-Rezeptoren stimuliert.

Alle diese Untersuchungen wurden im sogenannten basalen Zustand, d.h. unter Nüchternbedingungen durchgeführt. Führt man solche Untersuchungen nach einer Mahlzeit mit erhöhten Blutglukosespiegeln und stimulierter Insulinsekretion durch, sind physiologisch wichtigere Aussagen zu erwarten. Es wurden daher auch Untersuchungen durchgeführt, um den Einfluß des adrenergen Nervensystems auf die Glukose-induzierte Insulinsekretion zu messen. Die Diskussion wird in diesem Zusammenhang dadurch erschwert, weil nicht klar ist, ob Glukose ihre Wirkung durch einen eigenen Rezeptor an der Betazelle oder über Beta-II-Rezeptoren auswirkt. Untersuchungen von Cerasi et al. (1972) zeigten, daß die Glukose-stimulierte Insulinsekretion durch Propranolol gehemmt wird, was mit dem bereits oben Erwähnten im basalen Zustand übereinstimmt. Robinson u. Porte (1973) konnten dies jedoch nicht bestätigen und postulierten einen Glukoserezeptor. Spätere Untersuchungen an Mäusen waren mit der sogenannten Glukoserezeptor-Theorie vereinbar. Sie gaben jedoch keine eindeutige Auskunft, da auch in diesen Versuchen Propranolol die Insulinsekretion hemmte (Ahrén u. Lundquist 1981). Bei diesen Untersuchungen konnte zusätzlich zu diesen Beta-Rezeptoren-Wirkungen die Bedeutung von Muscarin-Rezeptoren auf die basale Insulinsekretion gezeigt werden, was die Situation noch komplexer erscheinen läßt.

Zentrale Regulation der Insulinsekretion

Hypothalamische Zentren können die Insulinsekretion über das sympathische und parasympathische Nervensystem beeinflussen. Es ist heute unumstritten, daß Läsionen im ventromedialen Anteil des Hypothalamus zu Adipositas und Hyperinsulinämie führen. Zunächst nahm man an, daß die Hyperphagie die primäre Ursache dafür ist, und es sekundär zu Hyperinsulinämie und Adipositas kommt. In Versuchen, in denen sogenannte Paar-Fütterungen durchgeführt wurden, konnte jedoch gezeigt werden, daß sich Hyperinsulinämie und Adipositas einstellen, wenn die experimentellen Tiere die gleichen Futtermengen zu sich nehmen wie die Kontrolltiere. Wurden jedoch die Betazellen des Pankreas vor der Zerstörung des ventromedialen Anteils des Hypothalamus zerstört, stellten sich Hyperphagie und Adipositas nicht ein. Die Hyperinsulinämie scheint demnach eine primäre Konsequenz der Läsion im Hypothalamus zu sein. Als Erklärung kommen dafür zwei Mechanismen in Frage, die entweder humoral oder nerval vermittelt werden. Weitere Untersuchungen führten hier zu einer Klärung (Übersicht bei Bray et al. 1981). Folgende elegante, aber technisch komplizierte experimentelle Untersuchungen wurden dazu durchgeführt: Zunächst nahm man Tiere mit zerstörten Beta-Zellen des Pankreas, die nicht hyperphagisch, adipös oder hyperinsulinämisch waren. Diesen Tieren wurden Beta-Zellen transplantiert, so daß sie in der Lage waren, auf humorale Faktoren zu reagieren. Es zeigte sich jedoch, daß sich keine Hyperinsulinämie einstellte, was gegen die Wirkung eines humoralen Faktors sprach, andererseits aber einen neuralen Mechanismus unwirklich erscheinen ließ, da transplantierte Betazellen selbstverständlich denerviert sind. Es gibt auch Experimente, die darauf hinweisen, daß das parasympathische Nervensystem für die Insulinfreisetzung nach Zerstörung des ventromedialen Anteils des Hypothalamus von Wichtigkeit ist. Das konnte dadurch gezeigt werden, daß am Hypothalamus operierte Tiere ihre Hyperinsulinämie verloren, wenn eine Vagotonie durchgeführt wurde. Diese Experimente zeigten, daß zentrale sympathische und parasympathische Faktoren regulierend auf die Insulinsekretion einwirken. Die derzeitige Vorstellung von diesen Vorgängen ist dahingehend, daß die durch Läsion des ventralen Teils des Hypothalamus die Hyperinsulinämie sowohl durch eine Stimulation des Vagus als auch eine Suppression des sympathischen Nervensystems besteht. Eine Stimulation des lateralen Teils des Hypothalamus führt zu einer erhöhten Insulinstimulation, die möglicherweise durch einen humoralen Faktor verursacht wird. Diese Stimulation wird jedoch auch über das sympathische Nervensystem verändert (Bereiter et al. 1981).

Klinische Bedeutung

Phäochromozytom: Ein Phäochromozytom führt zu einer chronischen Stimulation von adrenergen Rezeptoren aufgrund einer nicht-regulierten Überproduktion von Katecholaminen. Das führt zu einer verminderten Insulinsekretion sowohl im basalen Zustand als auch nach Glukosestimulation. Eine konsequente Therapie besteht daher in einer alphaadrenergen Blockade, die zu ansteigenden Plasmainsulinkonzentrationen und zu einer verbesserten Glukosetoleranz führt (Wilber et al. 1966).

Körperliche Belastung: Während einer körperlichen Belastung ist das sympathische Nervensystem stimuliert, die Plasmakonzentrationen von Noradrenalin sind deutlich erhöht. Es besteht dabei eine direkte Relation zwischen der Intensität der Belastung und dem Anstieg der Katecholamine. Als Folge davon kommt es zu einer verminderten Insulinfreisetzung mit einem Abfall der Insulinkonzentration im Blut, wobei die Konzentration von Insulin um so stärker abfällt je länger die Belastung dauert (Pruett 1970).

Niedrige Insulinkonzentrationen während der Belastung haben vor allem zwei physiologische Bedeutungen: Zum einen können dadurch mehr freie Fettsäuren aus dem Fettdepot mobilisiert und dem arbeitenden Muskel zur Oxidation zur Verfügung gestellt werden, zum anderen wird der inhibitorische Effekt von Insulin auf die Glukoseproduktion in der Leber vermindert, so daß mehr Glukose die Leber verlassen kann und auch auf diese Weise mehr Energie der Muskulatur zur Verfügung gestellt wird.

Insulinpflichtiger Diabetes mellitus: Beim Diabetes Typ I ist die Situation jedoch anders. Statt endogenem Insulin ist exogenes Insulin anwesend, das einer körpereigenen Regulation nur mangelhaft unterworfen ist. Die Konzentration dieses Insulins wird durch eine gesteigerte sympathische Aktivität während körperlicher Belastung nicht vermindert. Im Gegenteil, es können sogar höhere Insulinspiegel aufgrund einer beschleunigten Freisetzung aus dem subkutan injizierten Insulin resultieren. Das kann bei diesen Patienten dazu führen, daß unter Muskelarbeit nicht genügend freie Fettsäuren von den Fettdepots und nicht genügend Glukose aus der Leber abgegeben werden und dadurch die Leistungsfähigkeit reduziert wird. Es ist daher nicht verwunderlich, wenn gerade insulinspritzende Diabetiker bei körperlicher Belastung hypoglykämisch werden. Es ist aber nicht nur der insulinbedingte inhibitorische Effekt auf die Glukoseproduktion der Leber, der zu Hypoglykämie führt. Eine körperliche Belastung führt zu Effekten, die einer Insulinwirkung ähneln. Ohne die Möglichkeit der Gegenregulation hinsichtlich der Plasmainsulinkonzentration durch einen erhöhten sympathischen Tonus während Belastung zu haben, ist die Aufnahme von Glukose im arbeitenden Muskel erhöht, was die Tendenz zur Hypoglykämie verstärkt. Es gibt aber auch noch einen anderen Faktor, der in dieser Situation von Wichtigkeit ist. Trotz der relativ hohen Insulinspiegel beim insulinspritzenden Diabetiker bedeutet das nicht notwendigerweise, daß die freien Fettsäurekonzentrationen als Folge der gehemmten Lipolyse im Fettgewebe niedrig sind. Im Gegenteil, bei diesen Patienten sind die freien Fettsäurekonzentrationen oft deutlich im Vergleich zu Normalpersonen erhöht. Auf diese Weise wird auch beim Diabetiker gewährleistet, daß bei körperlicher Belastung genügend Lipide zur Verbrennung zur Verfügung stehen. Eine Erklärung, weshalb das so ist, kann zur Zeit jedoch nicht gegeben werden.

Chronische Behandlung mit Beta-Blockern

Betrachtet man die deutlichen Wirkungen des beta-adrenergen Nervensystems nicht nur auf die Insulinsekretion sondern auch auf die Regulation des Energiestoffwechsels, wundert man sich nicht, daß eine chronische Behandlung mit Beta-Rezeptoren-Blockern diese Faktoren beeinflußt. Erstaunlicherweise sieht man keine oder nur geringe Veränderungen hinsichtlich des Glukosestoffwechsels, der Insulinsekretion und des Körpergewichtes in großen Populationen, die mit Beta-Blockern wegen einer arteriellen Hypertonie oder einer koronaren Herzkrankheit behandelt wurden, wenngleich diese Krankheiten als "prädiabetisch" bezeichnet wurden (Vedin et al. 1975). Auch von Diabetikern, die mit Beta-Blockern lange Zeit behandelt wurden, gibt es Ergebnisse. Diese werden jedoch in einem anderen Vortrag dieses Symposiums von Ulf Smith vorgetragen. Was man generell dazu sagen kann ist, daß es einen Unterschied zwischen selektiven und nichtselektiven beta-adrenergen Blockern gibt. Alprenolol, ein nichtselektiver Betablocker, führt zu einer Zunahme der Blutglukosekonzentration bei längerer Behandlung diabetischer Patienten, was bei Metoprolol, einem selektiven beta-I-Antagonisten, der den beta-II-Rezeptor unbeeinflußt läßt, nicht gesehen wurde. Diese Veränderungen waren besonders bei zwei Patienten in einer Studie deutlich, bei denen auch die Plasmainsulinspiegel deutlich niedriger waren. Diese Beobachtung zeigt, daß eine Blockade der beta-II-Rezeptoren im Pankreas bei Diabetikern mit vorhandener Insulinsekretion vermeidbar ist. Wird eine Blockade der beta-II-Rezeptoren bei Diabetikern durchgeführt, so kann dies die metabolische Situation verschlechtern.

Literatur

1. Ahren B, Lundquist J (1981) Effects of autonomic blockade by methylatropine and optical isomers of propranolol on plasma insulin levels in the basal state and after stimulation. Acta Physiol Scand 112:57–63
2. Bereiter DA, Rohner-Jeanrenaud F, Berthoud H-R, Jeanrenaud B (1981) CNS modulation of pancreatic endocrine function. Multiple modes of expression. Diabetologia 20:417–425
3. Bray GA, Inoue S, Nishizawa Y (1981) Hypothalamic obesity. The autonomic hypothesis and the lateral hypothalamus. Diabetologia 20:366–377
4. Cerasi E, Luft R, Efendic S (1972) Effect of adrenergic blocking agents on insulin response to glucose infusion in man. Acta Endocrinologia 69:335–348
5. Loubatieres A, Mariami MM, Sorel G, Savi L (1971) The action of β-adrenergic blocking and stimulating agents on insulin secretion. Characterization of the type of β-receptor. Diabetologia 7:127–137
6. Porte D jr (1967) A receptor mechanism for the inhibition of insulin release by epinephrine in man. J Clin Invest 46:86–94
7. Porte D jr, Graber AL, Kuzuya T, Williams RH (1966) The effect of epinephrine on immunoreactive insulin levels in man. J Clin Invest 45:228–236
8. Pruett EDR (1970) Glucose and insulin during prolonged work stress in men living on different diets. J Appl Physiol 28:199–208
9. Robinson HP, Porte D jr (1973) The glucose receptor. A defective mechanism in diabetes mellitus distinct from the β-adrenergic receptor. J Clin Invest 52:870–876
10. Vecin A, Wilhelmsson C, Björntororp P (1975) Induction of diabetes and oral glucose tolerance tests during and after chronic β-blockade. Acta Med Scand (Suppl) 575:37–40
11. Wilber JF, Turtle J, Crane NA (1966) Inhibition of insulin secretion by a pheochromocytoma. Lancet II:733
12. William-Olsson T, Fellenius E, Björntorp P, Smith U (1979) Differences in metabolic responses to β-adrenergic stimulation after propranolol or metoprolol administration. Acta Med Scand 205:201–206

Sind β-Adrenorezeptoren-Blocker bei Patienten mit Diabetes mellitus kontraindiziert?

U. Smith und I. Lager

Patienten mit Diabetes mellitus weisen eine erhöhte Inzidenz an Angina pectoris und Hypertonie auf. Daher kann häufig die Behandlung mit β-Adrenozeptoren-Blockern in Betracht gezogen werden. In Tabelle 1 sind verschiedene wichtige Aspekte aufgeführt, die allerdings beim Diabetes mellitus hinsichtlich der adrenergen Kontrolle berücksichtigt werden müssen. Die vorliegende Übersicht beschäftigt sich in erster Linie mit dem Einfluß der β-Blocker auf die normale hypoglykämische Reaktion und mit dem Effekt dieser Medikamente auf die Ketogenese während der Verschlechterung der Diabetes-Einstellung. Die adrenerge Steuerung der Insulinfreisetzung und der Einfluß der β-Blocker auf die Diabetes-Einstellung werden im Beitrag von Björntorp u. Holm ausführlicher behandelt.

Tabelle 1. Probleme bei der Anwendung von Betablockern bei Patienten mit Diabetes mellitus

1. Einfluß auf die Erholung von einer Hypoglykämie
2. Einfluß auf kardiovaskuläre Reaktionen auf eine Hypoglykämie
3. Verschleierung von hypoglykämischen Symptomen
4. Einfluß auf die Insulinsekretion und die Blutglukosekonzentration
5. Einfluß auf die Ketogenese

Einfluß der β-Blocker auf die Erholung von der Hypoglykämie

Das Auftreten einer symptomatischen Hypoglykämie stellt für Diabetiker, die mit Insulin oder Sulfonylharnstoff-Tabletten behandelt werden, stets eine Gefahr dar. Da die katecholamingesteuerten Wirkungen bei den kardiovaskulären und metabolischen Reaktionen auf die Hypoglykämie eine zentrale Rolle spielen, könnte man von einer adrenergen Blockade erwarten, daß sie sowohl die Symptome wie die Erholung von der Hypoglykämie beeinflußt.

Im Anschluß an eine insulin-induzierte Hypoglykämie werden die normalen Glukosewerte in erster Linie durch eine vermehrte Glukoseproduktion und nicht durch einen eingeschränkten Glukoseverbrauch wiederhergestellt [1]. Zur Wiederherstellung einer Normoglykämie wird die Glukoseproduktion in der Leber durch eine vermehrte

Glykogenolyse und Glukoneogenese verstärkt. Die vermehrte Glykogenolyse wird zum Teil durch eine direkte Sympathikusnerven-Stimulation der Leberzellen und zum Teil durch zirkulierende Hormone, vor allem durch Adrenalin und Glukagon gesteuert [2]. Es ist nachgewiesen worden, daß die adrenerge Hypothalamus-Stimulation, vorzugsweise über β-Rezeptoren, die Glykogenolyse in der Leber verstärkt [3]. Beim Menschen wird die durch zirkulierendes Adrenalin stimulierte Glykogenolyse sowohl durch α als auch durch β-Rezeptoren gesteuert [2, 4]. Die Glukoneogenese wird ebenfalls durch Adrenalin und Glukagon sowie durch Cortisol [5] angeregt, wobei der Umfang der Glukoneogenese allerdings durch das zur Verfügung gestellte Substrat begrenzt wird [6].

Untersuchungen an gesunden Versuchspersonen, bei denen unter β-Adrenozeptoren-Blockade eine Hypoglykämie erzeugt wurde, haben zu widersprüchlichen Resultaten geführt. In einigen Untersuchungen wurde festgestellt, daß die Erholung von der Hypoglykämie durch die Beta-Blockade nicht beeinflußt wird [7], während in anderen Studien durch die Behandlung mit nicht-selektiven Betablockern eine herabgesetzte Glukosekompensation nachgewiesen wurde, bei selektiver Beta-Blockade hingegen nicht [8]. Eine Erklärung für diese widersprüchlichen Ergebnisse könnten die bei den getrennt durchgeführten Untersuchungen erreichten unterschiedlichen Ausmaße der Hypoglykämie sein. Da die Freisetzung von Adrenalin bei niedrigen Blutzuckerwerten exponentiell zunimmt [9], könnte der Einfluß der adrenergen Blockade auf den Glukoseanstieg von der Intensität der Hypoglykämie abhängig sein.

Andererseits müssen Studien an gesunden Versuchspersonen nicht für die Patientengruppe repräsentativ sein, bei der das Risiko des Auftretens einer Hypoglykämie am größten ist, d.h. bei Diabetikern. Der Glukoseanstieg nach Hypoglykämie ist bei insulinpflichtigen Diabetikern [10] verzögert; diese Verzögerung wird in der initialen Phase der raschen Kompensation am deutlichsten. Diese Initialphase des Glukoseanstieges ist weitgehend von der stimulierten Glykogenolyse abhängig, während die Glukoneogenese relativ stärker zu der später folgenden, langsameren Phase der Glukosekompensation beiträgt [11].

Die verzögerte Glukoseanstiegsrate nach Hypoglykämie bei insulinpflichtigen Diabetikern beruht teilweise auf ihrer mangelhaften Freisetzung von Glukagon während der Hypoglykämie [12]. Dadurch werden andererseits die Diabetiker stärker von adrenergischen Mechanismen abhängig, um niedrige Glukosewerte wieder zu kompensieren. Deshalb könnte angenommen werden, daß die adrenerge Blockade den Glukoseanstieg bei insulinpflichtigen Diabetikern stärker beeinflußt als bei gesunden Versuchspersonen, was auch von Popp et al. [7] nachgewiesen worden ist. Die Bedeutung der durch Katecholamine stimulierten Glukoseproduktion bei unzureichender Glukagonfreisetzung ist von Rizza et al. [1] bei gesunden Versuchspersonen untersucht worden. Während einer Somatostatin-Infusion, die die Freisetzung von Glukagon hemmt, wurde eine weitere Verzögerung des Glukoseanstiegs durch die adrenerge Blockade nachgewiesen.

Es wurden auch Vergleiche zwischen dem Einfluß der nichtselektiven (Propranolol) und der kardioselektiven (Metoprolol) β-Adrenozeptoren-Blockade auf die Erholung von der Hypoglykämie bei insulinpflichtigen Diabetikern durchgeführt [10]. Wie die Resultate zeigen, verzögerte Propranolol, nicht aber Metoprolol, die Glukosekompensation im Anschluß an die Hypoglykämie beträchtlich [10].

Eine mögliche Ursache des verzögerten Glukoseanstiegs während der Propranolol-Therapie bei insulinpflichtigen Diabetikern könnte die unzureichende Freisetzung von Katecholaminen oder anderen wichtigen glukokompensatorischen Hormonen sein. Allerdings waren bei gleichzeitiger Hypoglykämie und β-Adrenozeptoren-Blockade die Plasmawerte von Adrenalin erhöht [13], möglicherweise infolge der verminderten Hormon-Clearance [4]. Darüber hinaus sind die Konzentrationen anderer wichtiger glukokompensatorischer Hormone wie Glukagon, Cortisol und Wachstumshormon unter der β-Adrenozeptoren-Blockade höher als nach Plazebo [13], was möglicherweise auf den höheren Adrenalinspiegeln beruht.

Ein anderer Grund für den verzögerten Glukoseanstieg während der nichtselektiven β-Adrenozeptoren-Blockade könnte eine direkte antagonistische Wirkung auf die adrenerg gesteuerte Glykogenolyse in der Leber sein. Eine derartige Wirkung kann zwar nicht ausgeschlossen werden, stellt aber, wie nachfolgend diskutiert werden wird, nicht den ausschlaggebenden Faktor dar. Zudem war in den Versuchen an gesunden Versuchspersonen, bei denen die nicht-selektive β-Adrenozeptoren-Blockade den Glukoseanstieg verzögerte, diese Verzögerung in der späten, vornehmlich glukoneogenen Phase der Glukosekompensation am ausgeprägtesten (s. bei [14]).

Die Glukoneogenese trägt bei insulinpflichtigen Diabetikern im Vergleich zu nicht an Diabetes leidenden Personen sowohl in Ruhe wie unter Belastung stärker zur Glukose-Gesamtproduktion bei [15]. Von Faktoren, die die Glukoneogenese stärker hemmen, könnte deshalb erwartet werden, daß sie die Glukoseproduktion bei insulinpflichtigen Diabetikern stärker beeinflussen als bei gesunden Versuchspersonen. Der wichtigste limitierende Faktor der Glukoneogenese ist die Verfügbarkeit an Substrat [6]. Eine verminderte Substrat-Verfügbarkeit für die Glukoneogenese könnte folglich für die verzögerte Glukosekompensation von Bedeutung sein, wie sie nach Propranolol beobachtet wurde. Die wichtigsten Substrate für die Glukoneogenese sind Alanin, Laktat und Glyzerol. Da die Plasmawerte von Alanin während der Hypoglykämie mit oder ohne β-Adrenozeptoren-Blockade gleich sind [13], wird die Glukoneogenese aus dieser Vorstufe durch Propranolol wahrscheinlich nicht beeinflußt.

Infolge der durch Katecholamine induzierten Glykogenolyse im Muskel kommt es während der Hypoglykämie zu einem Ansteigen der Laktatspiegel im Plasma, das vorzugsweise durch β_2-Rezeptoren gesteuert wird [16]. Für die nicht-selektive β-Adrenozeptoren-Blockade ist während der Hypoglykämie [17] und der körperlichen Belastung [18] auch eine Abnahme der Laktatwerte im Plasma nachgewiesen worden. Diese Abnahme ist bei einem kardioselektiven Präparat weniger ausgeprägt.

Die während der Hypoglykämie erhöhten Katecholaminwerte regen darüber hinaus die Lipolyse an, so daß es zur Freisetzung von freien Fettsäuren und Glyzerol kommt. Diese katecholamin-induzierte Lipolyse wird vorzugsweise durch die β_1-Rezeptoren gesteuert, jedoch scheinen daran auch β_2-Rezeptoren beteiligt zu sein. Während der Behandlung mit einer kardioselektiven Substanz wie Metoprolol kommt es deshalb während der Hypoglykämie zu einer geringeren Zunahme der freien Fettsäuren als nach einem Plazebo. Während der Behandlung mit Propranolol wird der Anstieg hingegen praktisch aufgehoben [10]. Entsprechende Resultate dürften bei den Glyzerinwerten zu erwarten sein.

Ein wichtiger Grund für den verzögerten Glukoseanstieg bei der Hypoglykämie könnte demnach bei Diabetikern, die mit einem nicht-selektiven β-Adrenozeptoren-Blocker behandelt werden, die ungenügende Freisetzung von Laktat und Glyzerol sein. Diese Möglichkeit wird durch die Untersuchungsergebnisse der Laktat- und Glyzerininfusion während der Hypoglykämie und Propranolol-Therapie untermauert [20]. Nach der Infusion von Laktat und Glyzerin bessert sich die verminderte Glukosekompensation und wird mit der nach einem Plazebo vergleichbar. Die Spiegel der gegenregulatorischen Hormone wurden durch die Laktat- und Glyzerol-Infusionen nicht beeinflußt.

Diese genannten Untersuchungsergebnisse sprechen dafür, daß bei insulinpflichtigen Diabetikern während der Behandlung mit Propranolol die wichtigste Ursache des verzögerten Glukoseanstiegs bei Hypoglykämie wahrscheinlich eine verringerte Glukoneogenese ist, die auf einer eingeschränkten Freisetzung von Laktat und Glyzerol beruht.

Einflüsse der β-Blocker auf die kardiovaskulären Reaktionen auf die Hypoglykämie

Die Hypoglykämie löst sowohl eine verstärkte Sympathikus- wie Vagusaktivität aus. Normalerweise überwiegt die Sympathikusaktivität. Außerdem wird die Freisetzung von Adrenalin aus der Nebenniere stark beschleunigt. Die vermehrte Sympathikusaktivität und die erhöhten zirkulierenden Katecholaminmengen lösen die während der Hypoglykämie beobachteten normalen kardiovaskulären Reaktionen aus: Tachykardie, erhöhter systolischer und herabgesetzter diastolischer Blutdruck. Das vermehrte Herzminutenvolumen bewirkt ein Ansteigen des systolischen Blutdruckes, während die Stimulation der peripheren arteriolären β_2-Rezeptoren zu einer Vasodilatation führt und den diastolischen Blutdruck senkt. Offenbar sind β-Rezeptor-Antagonisten in der Lage, diesen normalen Ablauf zu beeinflussen.

Bei unserer Studie an Diabetikern des Typs I wurde nachgewiesen, daß die Behandlung mit dem nicht-selektiven Medikament Propranolol den normalen Ablauf veränderte und eine Bradykardie und einen erhöhten diastolischen Blutdruck bewirkte [10]. Bei einem Patienten war die Bradykardie schwer (unter 30/Min) und führte zur plötzlichen Bewußtlosigkeit und zu Krampfanfällen [10].

Hauptauslöser der Bradykardie scheint der erhöhte diastolische Blutdruck zu sein, der über die Barorezeptoren eine erhöhte Vagusaktivität auf das Herz ausübt. Der erhöhte diastolische Blutdruck wird durch die Blockade der arteriolären, gefäßerweiternden β_2-Rezeptoren ausgelöst, so daß die gefäßverengenden α-Rezeptoren ungehindert wirksam werden können.

Ein kardioselektives Medikament blockiert die arteriolären β_2-Rezeptoren nicht im gleichen Umfang, so daß der diastolische Blutdruck nur geringfügig beeinflußt wird [10]. Deshalb gelangt keine Bradykardie zur Beobachtung, auch wenn das Ausmaß der Tachykardie geringer ist als im unbehandelten Zustand. Es kann dennoch vorkommen, daß die Patienten nach wie vor ein leichtes Herzjagen und eine Tachykardie als Zeichen der Hypoglykämie registrieren.

Ein nichtselektiver β-Blocker wie das Propranolol kann demnach die normalen kardiovaskulären Reaktionen auf die Hypoglykämie stark verändern und zur Bradykardie und Erhöhung des diastolischen Blutdruckes führen. Der plötzliche hypoglykämische Bewußtseinsverlust kann möglicherweise als Folge der Bradykardie und verstärkten Vagusaktivität beobachtet werden. Diese Störungen sind bei einem kardioselektiven Präparat wesentlich weniger ausgeprägt.

Einfluß der β-Blocker auf die Symptome der Hypoglykämie

Einige der am häufigsten auftretenden Symptome der Hypoglykämie, nämlich Tachykardie, Tremor und Schweißausbruch, beruhen auf der vermehrten Freisetzung von Katecholaminen. Man hat deshalb befürchtet, daß β-Adrenozeptoren-Blocker dazu führen könnten, daß die Patienten ihre hypoglykämischen Zustände nicht registrieren.

Wir haben kürzlich eine Studie abgeschlossen, bei der zur Hypoglykämie neigende Patienten mit einem Diabetes vom Typ I in einem randomisierten Doppelblindversuch 2–3 Monate lang entweder mit einem Plazebo oder Metoprolol behandelt wurden [21]. Die Patienten sollten ihre hypoglykämischen Zustände, Symptome, auslösende Faktoren, ergriffenen Maßnahmen usw. vermerken. Während beider Behandlungsperioden traten bei den Patienten rund 120 hypoglykämische Zustände auf. Sämtliche Patienten erkannten ihre hypoglykämischen Zustände eindeutig als solche, während ein Patient meinte, daß seine Beschwerden nach Metoprolol abgeschwächt gewesen seien. Alle übrigen Patienten gaben hinsichtlich der Symptome, der Häufigkeit, der Dauer und ergriffenen Maßnahmen gegen die Hypoglykämie keinen Unterschied zwischen den zwei Behandlungsperioden an. Die Tatsache, daß die Zahl der Anfälle in beiden Behandlungsperioden gleich war, spricht gegen die Möglichkeit, daß die Patienten während der Metoprolol-Periode nicht registrierte hypoglykämische Zustände hatten.

Es muß betont werden, daß die Behandlung in dieser Studie mit einem kardioselektiven Präparat erfolgte. Daraus sollte nicht geschlossen werden, daß sich die nicht-selektiven Medikamente ähnlich verhalten, weil von ihnen bekannt ist, daß sie die kardiovaskulären Reaktionen auf die Hypoglykämie beeinflussen (s. oben). Folglich können diese Präparate die hypoglykämischen Symptome unterschiedlich beeinflussen.

Wir haben bei unserer Untersuchung kein nicht-selektives Präparat verwendet, weil wir davon überzeugt sind, daß diese Medikamente Diabetikern mit bestehender Neigung zur Hypoglykämie nicht verabreicht werden sollten, da sie die Glukosekompensation verschlechtern und sich außerdem ungünstig auf die kardiovaskulären Reaktionen auswirken.

Zusammenfassend läßt sich feststellen, daß man offenbar Diabetikern ein kardioselektives Medikament verabreichen kann, ohne Gefahr zu laufen, daß hypoglykämische Zustände unerkannt bleiben. Da sie die Symptome jedoch abschwächen können, sollten die Patienten bei Behandlungsbeginn allerdings darüber aufgeklärt werden.

Einfluß der β-Blocker auf die Ketogenese

Diese wichtige Frage ist nur unzureichend untersucht worden. Es ist allerdings nachgewiesen worden, daß die Katecholamine eine vermehrte Ketogenese auslösen können, die nur zum Teil auf ihren Einfluß auf die Serumkonzentration der freien Fettsäuren (FFS) zurückzuführen ist. Unabhängig von den daran beteiligten Mechanismen muß die Möglichkeit in Erwägung gezogen werden, daß β-Blocker das Auftreten der Ketoazidose beim schlecht eingestellten Diabetes beeinflussen können. Tatsächlich wurde nachgewiesen, daß die normale Ketonkörper-Produktion während der schlechten Einstellung des Diabetes durch die gleichzeitige Behandlung mit Propranolol unterbunden wurde [22]. Darüber hinaus wurde die normalerweise zu beobachtende Erhöhung der FFA-Werte verhindert.

Ein derartiger Einfluß kann für diabetische Patienten schwerwiegende Folgen haben, da sie die Ketonkörper im Urin nicht nachweisen können, wenn sich die Diabeteseinstellung verschlechtert. Die Folge ist ein erhöhtes Risiko für das Auftreten des gefährlichen Zustandes eines hyperosmolaren nicht-ketotischen diabetischen Komas. Wir haben vor kurzem eine retrospektive Studie über Patienten mit diesem Krankheitsbild abgeschlossen. Rund 20% von ihnen hatten vor der Diagnosestellung β-Blocker genommen [23]. Noch wichtiger ist allerdings, daß keiner der ketotischen Patienten mit β-Blockern behandelt wurde. Bei verschiedenen Patienten mit einem nichtketotischen Zustand handelte es sich um insulinpflichtige Diabetiker, die vorher das "normale" ketotische Bild boten.

Es steht fest, daß weitere Untersuchungen zu dieser wichtigen Frage angestellt werden müssen. Ob in dieser Hinsicht Unterschiede zwischen den selektiven und nicht-selektiven Medikamenten bestehen, ist nicht bekannt. Es wäre aber vorstellbar, daß einer besteht, weil die kardioselektiven Medikamente die FFS-Freisetzung erheblich weniger hemmen als die nichtselektiven Präparate [10].

Schlußfolgerungen

Es steht ziemlich eindeutig fest, daß β-Blocker verschiedene Aspekte des diabetischen Zustandes beeinflußen. Unterschiede zwischen den nicht-selektiven und kardioselektiven Präparaten sind vorhanden. Aus den vorliegenden Untersuchungen kann gefolgert werden, daß nicht-selektive Medikamente wie das Propranolol potentiell gefährlich sind und Diabetikern, die zur Hypoglykämie neigen, nicht-selektive Betablocker nicht verabreicht werden sollten. Die kardioselektiven Medikamente können hingegen eingesetzt werden, sofern geeignete Maßnahmen ergriffen und die Patienten darüber informiert werden, daß ihre hypoglykämischen Symptome abgeschwächt sein können.

Literatur

1. Rizza RA, Cryer PE, Gerich JE (1979) Role of glucagon, catecholamines, and growth hormone in human glucose counterregulation. Effects of somatostatin and combined α- and β-adrenergic blockade on plasma glucose recovery and glucose flux rates after insulin-induced hypoglycemia. J Clin Invest 64:62

2. Sherline P, Lynch A, Glinsmann W (1972) Cyclic AMP and adrenergic receptor control of rat liver glycogen metabolism. Endocrinol 91:680
3. Matsushita H, Shimazu T (1980) Chemical coding of the hypothalamic neurones in metabolic control. II. Norepinephrine-sensitive neurones and glycogen breakdown in liver. Brain Res 183: 79
4. Deibert DC, DeFronzo RA (1980) Epinephrine-induced insulin resistance in man. J Clin Invest 65:717
5. Exton JH (1972) Progress in endocrinology and metabolism. Metabolism 21:945
6. Dietze G, Wicklmayr M, Hepp KD, Bogner W, Mehnert H, Czempiel H, Henftling HG (1976) On gluconeogenesis of human liver. Accelerated hepatic glucose formation induced by increased percursor supply. Diabetologia 12:555
7. Popp DA, Shash SD, Cryer PE (1982) Role of epinephrine-mediated β-adrenergic mechanisms in hypoglycemia in insulin-dependent diabetes mellitus. J Clin Invest 69:315
8. Deacon SP, Barnett D (1976) Comparison of atenolol and Propranolol during insulin-induced hypoglycemia. Br Med J 2:272
9. Christensen NJ (1974) Plasma norepinephrine and epinephrine in untreated diabetics, during fasting, and after insulin administration. Diabetes 23:1
10. Lager I, Blohme G, Smith U (1979) Effect of cardioselective and non-selective β-blockade on the hypoglycemic response in insulin-dependent diabetics. Lancet I:458
11. Garber AJ, Cryer PE, Santiago JV, Haymond MW, Pagliara AS, Kipnis DM (1976) The role of adrenergic mechanisms in the substrate and hormonal response to insulin-induced hypoglycemia in man. J Clin Invest 58:7
12. Gerich JE, Langlois M, Noacco C, Karam JH, Frosham PH (1973) Lack of glucagon response to hypoglycemia in diabetes: Evidence for an intrinsic pancreatic alpha cell defect. Science 182:171
13. Lager I, Jagenburg R, von Schenck H, Smith U (1980) Effect of beta-blockade on hormone release during hypoglycemia in insulin-dependent diabetics. Acta Endocrinol 95:364
14. Corrall RJM, Frier BM, Davidson NMcD, French EB (1981) Hormonal and substrate responses during recovery from hypoglycemia in man during beta_1-selective and non-selective beta-adrenergic blockade. Eur J Clin Invest 11:279
15. Wahren J, Feling P, Cerasi E, Luft R (1972) Splanchnic and peripheral glucose and amino acid metabolism in diabetes mellitus. J Clin Invest 51:1870
16. Kuo S-H, Kamaka JK, Lum BKB (1977) Adrenergic receptor mechanisms involved in the hyperglycemia and hyperlactacidemia produced by sympathomimetic amines in the cat. J Pharmacol Exp Ther 22:201
17. Clarke WL, Santiago JV, Thomas L, Ben-Galim E, Haymond MW, Cryer PE (1979) Adrenergic mechanisms in recovery from hypoglycemia in man: adrenergic blockade. Am J Physiol 236(2): E147
18. Lundborg P, Åström H, Bengtsson C, Fellenius E, von Schenck H, Svensson L, Smith U (1981) Effect of β-adrenoceptor blockade on exercise performance and metabolism. Clin Sci 61:299
19. Smith U (1980) Editorial. Adrenergic control of human adipose tissue. Eur J Clin Invest 10:343
20. Lager I, Smith U (1982) β-adrenoceptor blockade and recovery from hypoglycemia in diabetic subjects: normalization after lactate and glycerol infusions. Clin Sci 62:131
21. Blohme G, Lager I, Lönnroth P, Smith U (1981) Hypoglycemic symptoms in insulin-dependent diabetics. Diab Metab 7:235
22. Podolsky S, Pattavina C (1973) Hyperosmolar non-ketotic diabetic coma – a complication of propranolol therapy. Metabolism 22:685
23. Lönnroth P, Smith U, Sölvell L (1980) Hyperosmolar non-ketotic diabetes coma. Pathophysiological mechanisms. J Swed Med Assoc 77:4674

Serum-Lipid-Veränderungen durch Beta-Blocker

F. W. Lohmann

Erst seit einigen Jahren ist bekannt, daß auch die Beta-Rezeptoren-Blocker die Serum-Lipide verändern können [31, 32]. Es wurde in diesem Zusammenhang eine Erhöhung der Triglyceride bzw. der "very low density"-Lipoproteine (VLDL) und eine Verminderung der "high density"-Lipoproteine (HDL) beschrieben [41]. Eine Erhöhung der VLDL bei Abnahme der HDL bedeutet nun nach heutigem Verständnis eine potentielle Erhöhung des Risikos für arteriosklerotisch ausgelöste kardiovaskuläre Komplikationen, vor allem für die koronare Herzkrankheit [1, 5, 35, 42, 48]. Daher wird zunehmend die Frage diskutiert, ob die unter Beta-Rezeptoren-Blockade möglichen Veränderungen der Serum-Lipide den therapeutischen Nutzen der Beta-Blocker einschränken oder gar aufheben können. In dieser Verallgemeinerung ist diese Frage nun zu verneinen; denn es gibt keine Studie, welche eine klinisch faßbare Bedeutung dieser biochemischen Befunde aufdeckt. Jedoch bedarf die Diskussion und Beantwortung dieser Frage einer differenzierteren Antwort.

Zum Verständnis der Beeinflussung der Lipoproteine durch Beta-Rezeptoren-Blocker ist es erforderlich, zunächst einige Anmerkungen zur Steuerung der Lipolyse unter akuter und chronischer Beta-Rezeptoren-Blockade zu machen [31, 32]. Dabei ist dann weiterhin zwischen einer überwiegend beta-1-selektiven Blockade und einer gemischten Beta-1-Beta-2-Rezeptoren-Blockade zu unterscheiden.

Bei der Regulation der Lipolyse ist zwischen einer katecholamin induzierten Lipolyse und einer katecholamin-unabhängigen Lipolyse durch andere Hormone zu unterscheiden [31, 32]. Im menschlichen Fettgewebe befinden sich zwar überwiegend Beta-1-Rezeptoren, zu einem geringeren Anteil aber auch Beta-2-Rezeptoren. Daher führt eine akute gemischte Beta-Rezeptoren-Blockade zu einer stärkeren Unterdrückung der Lipolyse als eine akute beta-1-selektive Rezeptoren-Blockade [6, 8, 17, 27, 31, 32, 38, 39, 43, 44]. Aus diesen bei der einmaligen Akutanwendung des jeweiligen Beta-Rezeptoren-Blockers erhobenen Befunden kann nun nicht die Schlußfolgerung gezogen werden, daß das als "Allesbrenner" arbeitende Herz dabei in seinem Stoffwechsel grundsätzlich günstig im Sinne einer Sauerstoffeinsparung über eine verminderte Fettverbrennung beeinflußt werde [44]. So interessant diese Befunde gerade für Patienten mit koronarer Herzkrankheit erscheinen, für die in der Regel notwendige Langzeittherapie mit Beta-Rezeptoren-Blockern haben sie jedoch keine Bedeutung, da dabei die reaktiv und kompensatorisch gesteigerte katecholamin-unabhängige Lipolyse dominiert und in der Bilanz die Lipolyse absolut sogar gesteigert sein kann [31, 32], wie es schematisch in Abb. 1 dargestellt ist. Wir fanden bei Hypertoniepatienten [13] während ergometrischer Leistung bereits nach 4-wöchiger Therapie mit beta-1-selektiver Rezeptoren-Blockade bzw. einem gemischten Beta-Rezeptoren-Blocker eine nahezu identische Hemmung der Lipo-

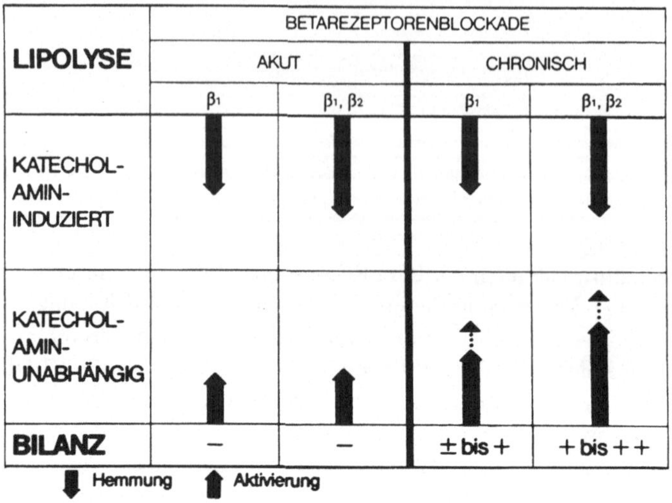

LIPOLYSE	BETAREZEPTORENBLOCKADE			
	AKUT		CHRONISCH	
	β_1	β_1, β_2	β_1	β_1, β_2
KATECHOL-AMIN-INDUZIERT	↓	↓	↓	↓
KATECHOL-AMIN-UNABHÄNGIG	↑	↑	↑	↑
BILANZ	−	−	± bis +	+ bis ++

↓ Hemmung ↑ Aktivierung

Abb. 1

lyse, nachweisbar an einer gleichgroßen Reduktion der Plasmaspiegel von Glycerol und freien Fettsäuren unter der jeweiligen Beta-Rezeptoren-Blockade. Dabei war zu dieser Zeit in der 30. Minute der Ergometrie der Wachstumshormonspiegel (STH) unter der gemischten Beta-Rezeptoren-Blockade deutlich höher [13], was die Bedeutung des STH für die katecholamin-unabhängige Lipolyse beim Menschen unterstreicht [25, 31, 32]. Auch andere Untersucher konnten nachweisen, daß durch eine gemischte Beta-Rezeptoren-Blockade der Anstieg des Wachstumshormons während Ergometrie gesteigert werden kann [33]. Weiterhin weisen diese Befunde darauf hin, daß die katecholamin-unabhängige Lipolyse um so mehr reaktiv gesteigert sein kann, je stärker die katecholamin-induzierte Lipolyse unter gemischter Beta-Rezeptoren-Blockade inhibiert ist, und daß dabei sogar der aktuelle Bedarf überschritten werden kann (s. auch Abb. 1). Dementsprechend fanden Tanaka et al. [45] nach 8-wöchiger Propranolol-Therapie auch einen höheren Spiegel freier Fettsäuren als vor dieser Behandlung.

Die durch die Aktivierung der katecholamin-unabhängigen Lipolyse unter Umständen vermehrt gebildeten freien Fettsäuren werden nun in der Leber zu Triglyceriden resynthetisiert. Auf diese Weise könnten somit die Befunde erhöhter Plasmatriglyceride bzw. very low density Lipoproteine (VLDL) unter chronischer Beta-Rezeptoren-Blockade [2, 4, 7, 10, 21, 22, 29, 30, 36, 40, 41, 45, 47] eine Erklärung finden, während die gleichzeitig vermindert gefundenen high density Lipoproteine (HDL) durch eine unter Beta-Rezeptoren-Blockade mögliche Hemmung der Lipoproteinlipase [9, 45, 46] erklärbar scheint. Entsprechend der unter gemischter Beta-Rezeptoren-Blockade stärker aktivierten katecholamin-unabhängigen Lipolyse können diese Veränderungen der Lipoproteine auch unter gemischten Beta-Rezeptoren-Blockern häufiger und ausgeprägter als unter beta-1-selektiven Rezeptoren-Blockern auftreten [16, 31, 32, 36]. Auch bei Patienten mit einer primären Fettstoffwechselstörung [4] kam es unter einer gemischten Beta-Rezeptoren-Blockade zu ungünstigeren Veränderungen als unter beta-1-selektiver Rezeptoren-Blockade. Allgemein gehen besonders starke Erhöhungen der

Triglyceride unter Beta-Rezeptoren-Blockade oft mit einem Anstieg der Harnsäure einher, und beide Befunde kommen wiederum vornehmlich bei Patienten mit Übergewicht vor [21]. In diesem Zusammenhang erscheint nun die Mitteilung der Krankengeschichte eines Patienten mit Lipidspeicherkrankheit von besonderem Interesse [34]:

Die bei diesem Patienten klinisch dominierende Lipidspeichermyopathie besserte sich nach 12jährigem Verlauf mit Beginn einer Propranolol-Behandlung; neben der klinischen Verbesserung und Normalisierung der Enzymaktivitäten konnte darüber hinaus elektronenmikroskopisch ein Verschwinden der pathologischen Fettablagerungen nachgewiesen werden. Möglicherweise ist dieser Befund auf die unter der gemischten Beta-Rezeptoren-Blockade mit Propranolol besonders aktivierte katecholaminunabhängige Lipolyse zurückzuführen. Welche Bedeutung in diesem Zusammenhang offenbar gerade der Blockade der Beta-2-Rezeptoren zukommt, konnte kürzlich in umgekehrter Weise eindrucksvoll demonstriert werden [23]: Unter der beta-2-mimetischen Behandlung mit Terbutalin kam es für die Dauer dieser Behandlung zu einem Anstieg der HDL-Konzentration, die nach Absetzen des Terbutalins wieder auf die Ausgangswerte abfiel. Da weiterhin bekannt ist, daß es unter beta-2-mimetischer Behandlung zu einer Abnahme der STH-Konzentration kommt [18, 24], können diese Befunde als Folge der Abschwächung der katecholaminunabhängigen Lipolyse gewertet werden. Ob sich hier ein neues therapeutisches Prinzip offenbart (Beta-2-Mimetika zur Anhebung niedriger HDL-Werte), muß durch weitere gezielte Untersuchungen geklärt werden.

Wie bereits erwähnt, bedeutet eine Erhöhung der VLDL bei Abnahme der HDL nach heutigem Verständnis eine potentielle Erhöhung des Risikos für kardiovaskuläre Erkrankungen [1, 5, 35, 42, 48]. Die endgültige klinische Bedeutung derartiger biochemischer Befunde unter Beta-Rezeptoren-Blockade ist nun zur Zeit noch nicht sicher abzuschätzen. Die klinischen Erfahrungen sprechen aber dafür, daß der therapeutische Nutzen der Beta-Rezeptoren-Blocker bei der jeweiligen Zielindikation einen eventuellen atherogenen Effekt deutlich überwiegt (s. die Beiträge zur kardioprotektiven Wirkung der Beta-Rezeptoren-Blocker in diesem Buche). Jedoch sind langfristige Studien erforderlich, um die klinische Dignität dieser unter chronischer Beta-Rezeptoren-Blockade beobachteten Veränderungen der Lipoproteine endgültig beurteilen zu können [28]. In diesen Zusammenhang sind vergleichende Langzeitstudien zwischen pharmakologisch und pharmakokinetisch unterschiedlichen Beta-Rezeptoren-Blockern in außerdem jeweils unterschiedlicher Dosis notwendig. Gemäß den zuvor dargestellten Zusammenhängen sind dabei die stärksten Veränderungen unter einem gemischten Beta-Rezeptoren-Blocker mit sehr langer Halbwertzeit zu erwarten, da in diesem Fall die reaktive Aktivierung der Lipolyse am stärksten ausfallen wird. Entsprechende Untersuchungen weisen in diese Richtung [15].

Wenige bereits vorliegende Langzeitstudien [3, 26, 37] bis zu über 6 Jahren über das Verhalten der Serum-Lipide unter einer Beta-Rezeptoren-Blockade zeigen nun, daß es dabei unter bestimmten Voraussetzungen überhaupt nicht zu relevanten Veränderungen der Lipoproteine kommen muß. Diese günstigen Voraussetzungen bestanden in diesen Studien vor allem in einer Abnahme des Körpergewichtes im Rahmen einer begleitenden Patientenbetreuung; unter anderem kam es bei den Patienten auch zu einer verbesserten Glukosetoleranz als Beweis wirksamer diätetischer Maßnahmen. Mit diesen Befunden scheint in derartigen diätetischen Maßnahmen zugleich eine Möglichkeit aufgezeigt zu werden, ungünstige Veränderungen der Lipoproteine unter Beta-Rezeptoren-

Blockade zu vermeiden. Darüber hinaus sollte auch in diesem Zusammenhang einem beta-1-selektiven Rezeptoren-Blocker der Vorzug gegeben werden, allerdings unter Kontrolle des Lipidstatus (und evtl. auch der Harnsäure) vor und während dieser Therapie. Bei Feststellung bzw. Auftreten pathologischer Werte (bei erhöhten Triglycerid- bzw. Gesamtcholesterinwerten ist auch die HDL-Konzentration zu bestimmen) ist neben diätetischen Maßnahmen besonders auf die Reduktion von Übergewicht zu achten. Weiterhin ist generell körperliche Aktivität (z.B. dynamischer Bewegungssport) anzuraten, da bei aktiven Menschen höhere HDL-Werte vorliegen als bei Inaktivität [19, 20]. Selbst ein mäßiger Alkoholkonsum ist in diesem Zusammenhang nicht abträglich [11]. Nur äußerst selten dürfte im Einzelfall die Anwendung eines beta-1-selektiven Rezeptoren-Blockers aus den hier zur Diskussion stehenden Gründen limitiert sein.

Während in diesem Zusammenhang der Vorteil der beta-1-selektiven Rezeptoren-Blocker gegenüber den gemischt Beta-1- und Beta-2-Rezeptoren blockierenden Substanzen eher marginal sein dürfte, haben die beta-1-selektiven Rezeptoren-Blocker im Kohlenhydratstoffwechsel nun wesentlich entscheidendere und klinisch äußerst relevante Vorzüge [31, 32]: Im Gegensatz zu den Gemischt-Blockern kommt es unter beta-1-selektiver Rezeptoren-Blockade zu keiner Beeinträchtigung der Insulinsekretion und der Glykogenolyse der Skelettmuskulatur. Hierdurch kommt es beispielsweise unter beta-1-selektiver Rezeptoren-Blockade nicht zu einer belastungsinduzierten, leistungsbegrenzenden Hypoglykämie [13].

Unter Berücksichtigung auch dieser Gesichtspunkte ergeben sich für die Therapie mit Beta-Rezeptoren-Blockern neben der Beachtung der üblichen Kontra-Indikationen unter metabolischen Aspekten zusätzlich folgende Konsequenzen:

1. Bei Patienten mit Diabetes mellitus sollte grundsätzlich nur ein beta-1-selektiver Rezeptoren-Blocker angewendet werden.
2. Zur Vermeidung einer belastungsinduzierten, leistungsbegrenzenden Hypoglykämie mit eventuell paradoxer Kreislaufreaktion ist bei körperlich aktiven Patienten ein beta-1-selektiver Rezeptoren-Blocker vorzuziehen.
3. Dagegen kann es unter gemischter Beta-Rezeptoren-Blockade nicht nur zum Auftreten einer belastungsinduzierten Hypoglykämie kommen, sondern eine Hypoglykämie hält auch länger an bzw. wird nur verzögert überwunden.
4. Somit bleibt insgesamt die körperliche Leistungsfähigkeit nur bei beta-1-selektiver Rezeptoren-Blockade unbeeinträchtigt.
5. Beta-1-selektive Rezeptoren-Blocker haben geringere negative Auswirkungen auf die Lipoproteine, und zwar auch bei Patienten mit primärer Hyperlipoproteinämie. Auch in diesem Zusammenhang sind somit beta-1-selektive Rezeptoren-Blocker vorzuziehen; im Einzelfall ist jedoch besonders bei pathologischen Ausgangswerten eine klinisch relevante ungünstige Veränderung nicht auszuschließen. Daher sollte grundsätzlich unter Beta-Rezeptoren-Blockade in 6–9monatigem Abstand eine Kontrolle des Lipidstatus erfolgen (Triglyceride, Gesamt-Cholesterin, und bei pathologischem Ausfall eines dieser Werte auch die HDL-Fraktion). Gegebenenfalls sind diätetische Maßnahmen sowie eventuell eine andere Kombinations- und/oder Zusatzbehandlung notwendig; nur selten ist jedoch ein anderes Therapieprinzip erforderlich.
6. Nach den bisher vorliegenden Befunden ist jedoch die kardioprotektive Wirkung der Beta-Rezeptoren-Blocker generell größer als ein potentielles atherogenes Risiko einer derartigen Therapie.

Literatur

1. Assmann G, Schriewer H, Oberwittler W (1980) Klinik und Pathobiochemie der High Density Lipoproteine. Klin Wochenschr 58:757
2. Bengtsson C, Lennartsson J, Lindquist O, Noppa H, Tibblin E (1979) Metabolic effects of diuretics and β-blockers. Abstracts sixth scientific meeting of the International Society of Hypertension, Göteborg, p 123
3. Berglund G, Anderson O (1981) Beta-blockers or diuretics in hypertension? A six year follow-up of blood pressure and metabolic side effects. Lancet I:744
4. Bielmann P, Luduc G (1979) Effects of metoprolol and propranolol on lipid metabolism. Internat J Clin Pharmac Biopharm 17:378
5. Brewer Jr HB, Schaefer EJ, Zech LA, Osborne Jr JC (1979) Lipoproteine: Struktur, Funktion und Stoffwechsel. In: Lipoproteine und Herzinfarkt (H Greten, PD Lang, G Schettler, Hrsg.) Gerhard Witzstrock-Verlag, Baden Baden Köln New York
6. Chowanetz W, Miller K, Gross W (1979) Der Einfluß von Propranolol und Metoprolol auf beta-adrenerge Stoffwechselreaktionen. Med Klin 74:1286
7. Day JL, Simpson N, Metcalfe J, Page RL (1979) Metabolic consequences of atenolol and propranolol in treatment of essential hypertension. Brit Med J 1:77
8. Deacon SP (1978) The effects of atenolol and propranolol upon lipolysis. Brit J Clin Pharmac 5:123
9. Durrington PN, Cairns SA (1982) Acute pancreatitis: a complication of beta-blockade. Brit Med J 284:1016
10. England JDF, Simons LA, Gibson JC, Carton M (1980) The effect of metoprolol and atenolol on Plasma high density lipoprotein levels in man. Clin Exper Pharmacol and Physiol 7:329
11. Ernst N, Fisher M, Smith W, Gordon T, Rifkind BM, Little JA, Mishkel MA, Williams OD (1980) The association of plasma high-density lipoprotein cholesterol with dietary intake and alcohol consumption. Circulation 62 (Suppl IV), 41
12. Franz IW, Lohmann FW (1979) Der Einfluß einer chronischen sog. kardioselektiven und nicht-kardioselektiven β-Rezeptoren-Blockade auf den Blutdruck, die O_2-Aufnahme und den Kohlenhydratstoffwechsel. Ergometrische Untersuchungen bei Hochdruckkranken. Z Kardiol 68:503
13. Franz IW, Lohmann FW (1980) The effect of β-blockers on metabolism during exercise. In: Advances in beta-blocker therapy, proceedings of an international symposium (H Roskamm, K-H Graefe, eds.). Excerpta Medica, Amsterdam Oxford Princeton
14. Franz IW, Lohmann FW, Koch G, Agrawal B (1980) Der Einfluß einer chronischen β-Rezeptoren-Blockade auf den Kohlenhydrat- und Fettstoffwechsel und deren hormonelle Regulation bei Hochdruckkranken. Verhdlg. dtsch. Ges. inn. Med. 86:905
15. Franz IW, Lohmann FW, Röcker L, Agrawal B (Publikation in Vorbereitung) Der Einfluß einer chronischen β_1-selektiven und β_1-β_2-Rezeptorenblockade auf den Lipidstoffwechsel
16. Frishman W et al. (1982) Effects of beta-adrenergic blockade on plasma lipids: A double-blind randomized placebo-controlled multicenter comparison of labetalol and metoprolol in patients with hypertension. Amer J Cardiol 49:984
17. Gibbons DO, Lant AF, Ashford A, Collins RF, Pinder S (1976) Comparative effects of acebutolol and practolol on the lipolytic response to isoprenaline. Brit J Clin Pharmac 3:177
18. Gündogdu AS, Brown PM, Juul S, Sachs L, Sönksen PH (1979) Comparison of hormonal and metabolic effects of salbutamol infusion in normal subjects and insulin-requiring diabetics. Lancet II:1317
19. Hartung GH, Foreyt JP, Mitchell RE, Vlasek I, Gotto AM (1980) Relation of diet to high-density-lipoprotein cholesterol in middle-aged marathon runners, joggers, and inactive men. New Engl J Med 302:357
20. Haskell WL, Taylor HL, Wood PD, Schrott H, Heiss G (1980) Strenuous physical activity, treadmill exercise test performance and plasma-high-density lipoprotein cholesterol. Circulation 62 (Suppl IV), 53

21. Helgeland A, Hjermann I, Leren P, Holme I (1978) Possible metabolic side effects of beta-adrenergic blocking drugs. Brit Med J 1:828
22. Helgeland A, Hjermann I, Leren P, Enger S, Holme I (1978) High-density lipoprotein cholesterol and antihypertensive drugs: the Oslo study. Brit Med J 2:403
23. Hooper Ph L, Woo W, Visconti L, Pathak DR (1981) Terbutaline raises high-density-lipoprotein-cholesterol levels. New Engl J Med 305:1455
24. Imura H, Kato Y, Ikeda M, Morimoto M, Yawata K (1971) Effect of adrenergic-blocking or -stimulating agents on plasma growth hormone, immunoreactive insulin, and blood free fatty acid levels in man. J Clin Invest 50:1069
25. Kindermann W, Schmitt WM, Biro G, Schnabel A (1981) Metabolismus und hormonelles Verhalten bei Körperarbeit unter akuter Beta-1-Sympathikolyse. Z Kardiol 70:406
26. Kristensen BO (1981) Effect of long-term treatment with beta-blocking drugs on plasma lipids and lipoproteins. Brit Med J 283:191
27. Lager I, Blohmé G, Smith U (1979) Effect of cardioselective and non-selective β-blockade on the hypoglycaemic response in insulin-dependent diabetics. Lancet 3:458
28. Lancet, Editorial (1980) Antihypertensive drugs, plasma lipids, and coronary disease. Lancet II:19
29. Lehtonen A, Viikari J (1979) Long term effects of sotalol on serum lipids. Abstracts sixth scientific meeting of the International Society of Hypertension, Göteborg, p 149
30. Leren P, Helgeland A, Holme I, Foss PO, Hjermann I, Lund-Larsen PG (1980) Effect of propranolol and prazosin on blood lipids. Lancet II:4
31. Lohmann FW (1981) Die Beeinflussung des Stoffwechsels durch Beta-Rezeptoren-Blocker. Klin Wschr 59:49
32. Lohmann FW (1981) Beta-Rezeptoren-Blocker. Metabolische Wirkungen und Konsequenzen für die Therapie. Münch med Wschr 123:1795
33. MacLaren NK, Taylor GE, Raiti S (1975) Propranolol-augmented, exercise-induced human growth hormone release. Pediatrics 56:1795
34. Martyn CH, Jellinek EH, Webb JN (1981) Lipid storage myopathy: Successful treatment with propranolol. Brit Med J 282:1997
35. Matzkies F (1979) Die Bedeutung der Lipoproteine höherer Dichte für die Arteriosklerose-forschung. Klinikarzt 8:822
36. Merker R, Schwittek W, Kladetzky R-G, Kuhn H (1981) Serumlipide unter chronischer Behandlung mit Beta-Rezeptorenblockern bei Patienten mit koronarer Herzkrankheit. Z Kardiol 70: 455
37. Miettinen TA, Huttunen JK, Ehnholm Chr, Kumlin T, Mattila S, Naukkarinen V (1980) Effect of long-term antihypertensive and hypolipidemic treatment on high density lipoprotein cholesterol and apolipoproteins A-I and A-II. Atherosclerosis 36:249
38. Newman RJ (1977) Comparison of the antilipolytic effect of metoprolol, acebutolol, and propranolol in man. Brit Med J 2:601
39. Raptis S, Rosenthal J, Welzel D, Moulopoulos S (1981) Effects of cardioselective and non-cardioselective beta-blockade on adrenaline-induced metabolic and cardiovascular responses in man. Eur J Clin Pharmacol 20:17
40. Rössner S (1979) Serum lipid changes during treatment with antihypertensive drugs. Acta Med Scand 205 (Suppl 628):89
41. Rössner St (1981) Serum lipoproteins and ischemic vascular disease: On the interpretation of serum lipid versus serum lipoprotein concentrations. J Cardiovascul Pharmacol 3 (Suppl 3):151
42. Schettler G (1980) Pathophysiologie, Klinik und prognostische Bedeutung der Hyperlipoproteinämien. Dtsch Ärzteblatt 77:661
43. Schimert GCh (1979) Auswahlkriterien für Betasympathikolytika. Therapiewoche 29:5857
44. Simonsen S, Kjekshus JK (1978) The effect of free fatty acids on myocardial oxygen consumption during atrial pacing and catecholamine infusion in man. Circulation 58:484
45. Tanaka N, Sakaguchi S, Oshige K, Niimura T, Kanehisa T (1976) Effect of chronic administration of propranolol and lipoprotein composition. Metabolism 25:1071

46. Taskinen M-R, Nikkilä EA (1979) Lipoprotein lipase activity of adipose tissue and skeletal muscle in insulin-deficient human diabetes. Diabetologia 17:351
47. Waal-Manning HJ (1976) Metabolic effects of β-adrenoreceptor blockers. Drugs 11 (Suppl 1): 121
48. Wilson PW, Garrison RJ, Castelli WP, Feinleib M, McNamara PM, Kannel WB (1980) Prevalence of coronary heart disease in the Framingham Offspring Study: Role of lipoprotein cholesterol. Amer J Cardiol 46:649

Dynamik und Flexibilität adrenerger Regulationsmechanismen: Pathophysiologische und klinische Implikationen

H. Kather

Einleitung

Die therapeutische Anwendung adrenerger Pharmaka, insbesondere der β-Blocker, hat explosionsartig zugenommen. Es besteht deshalb ein Bedürfnis danach, die zugrundeliegenden Wirkmechanismen zu verstehen. Die Erforschung der Beeinflussung von Zell- und Organfunktionen durch Katecholamine schreitet mit faszinierendem Tempo voran. Vertraute Konzepte, wie das Modell von Ehrlich, das Hormonrezeptoren als statische Membranbestandteile auffaßt, haben einer dynamischeren Betrachtungsweise Platz gemacht. Hierdurch ist nicht nur das Verständnis der Pathomechanismen bei einigen Erkrankungen vertieft worden, auch Indikationen, Kontraindikationen und nicht erwünschte Wirkungen adrenerger Pharmaka lassen sich zunehmend aus dem Wirkungsmechanismus ableiten.

Die natürlich vorkommenden Katecholamine Adrenalin und Noradrenalin haben im Organismus unterschiedliche Funktionen. Adrenalin dient als zirkulierendes Hormon; Noradrenalin erfüllt hauptsächlich Neurotransmitterfunktion. Beide Substanzen beeinflussen eine unübersehbare Vielfalt von Körperfunktionen. Therapeutisch wichtig sind die Modulation der Herztätigkeit, des Gefäßtonus und der Bronchialmuskulatur. Hinzu kommen Stoffwechseleffekte wie die Stimulierung der Glykogenolyse und der Depotfettmobilisation, sowie Einflüsse auf die Sekretion anderer Hormone, wie Insulin, Glukagon, Parathormon und Renin.

Rezeptoren und Effektorsysteme

Die Katecholaminsignale werden von den Körperzellen über alpha- und β-Rezeptoren empfangen. Rezeptoren sind Bindungsproteine, die zur Zelloberfläche hin orientiert sind (Abb. 1). Beide Rezeptorsubklassen zerfallen in β_1- und β_2-, bzw. $alpha_1$- und $alpha_2$-Subtypen. Praktisch jedes Körpergewebe ist mit adrenergen Rezeptoren ausgestattet. Viele homogene Zellsysteme besitzen nicht nur einen Adrenozeptorsubtyp, sondern mehrere. Beispielsweise ist die menschliche Fettzelle mit mindestens 3, vermutlich 4 verschiedenen Adrenozeptorsubtypen ausgestattet, die sich pharmakologisch, funktionell, biochemisch und sogar nach ihrer topographischen Verteilung differenzieren lassen (Kather 1981).

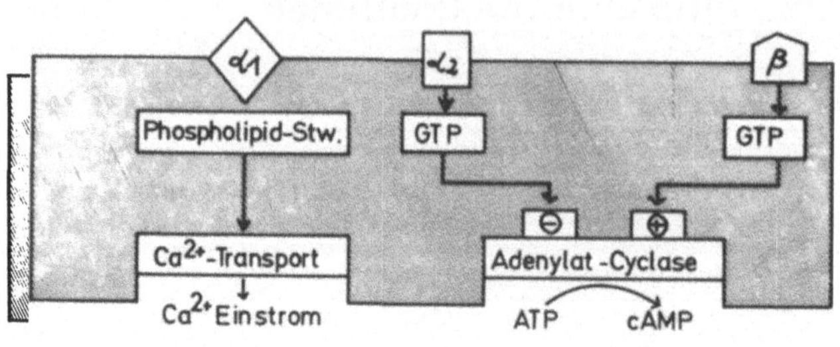

Abb. 1. Schematische Darstellung der molekularen Mechanismen, die in die Übermittlung adrenerger Signale eingeschaltet sind. Die mit GTP gekennzeichneten Felder symbolisieren das hemmende (–), bzw. das stimulierende Kopplungsprotein (+). (Aus Kather et al. 1981)

Die Bindung von Adrenalin und Noradrenalin ist nur der erste Schritt in einer Kette molekularer Ereignisse, die in der zellspezifischen Antwort gipfeln. Die Weiterleitung β-adrenerger Impulse erfolgt über das Adenylat-Cyclase/cAMP-System. Auch alpha$_2$-Rezeptoren sind an das Adenylat-Cyclase-System gekoppelt; ihre Erregung führt jedoch im Gegensatz zur β-adrenergen Stimulierung zu einer Hemmung der cAMP-Bildung. Alpha$_1$-Rezeptoren sind dagegen ausnahmslos an andere Effektorsysteme gekoppelt. Als frühes biochemisches Signal läßt sich eine Beschleunigung des Phosphatidylinositolumsatzes in der Membran nachweisen. Möglicherweise spielt Calcium die Rolle der intrazellulären Mittlersubstanz (Abb. 1).

Agonisten und Antagonisten

Die adrenergen Pharmaka werden in Agonisten und Antagonisten (Blocker) unterteilt (Abb. 2). Die Wirkung von Agonisten gleicht der von Adrenalin und Noradrenalin ganz oder teilweise. Es werden alpha- und β-adrenerge Agonisten unterschieden. Unter den β-Agonisten haben solche mit selektiver β_2-adrenerger Wirkung, wie Fenoterol und Salbutamol einen festen Platz in der Therapie des Asthma bronchiale. Der selektive alpha$_2$-adrenerge Agonist Clonidin wird in der Behandlung des Bluthochdruckes eingesetzt.

Durch Besetzung der Adrenoceptoren mit Antagonisten (Blockern) wird die Wirkung von Agonisten abgeschwächt oder aufgehoben. Für die Therapie stehen alpha- und β-Blocker zur Verfügung. Nach ihrer Präferenz für die β-Rezeptorsubklassen werden "kardioselektive" β_1-Blocker von nicht selektiven Blockern unterschieden. Praktisch wichtig ist, daß die Selektivität von β-Blockern kein "Alles oder Nichts"-Phänomen ist, sondern von der Dosis abhängt. Im therapeutischen Bereich spielt die Selektivität von β-Blockern nur eine untergeordnete Rolle.

Unter den alpha-Rezeptorenblockern repräsentiert die alte Droge Yohimbin den Prototyp eines alpha$_2$-selektiven Blockers. Prazosin ist ein höchst selektiver alpha$_1$-Blocker.

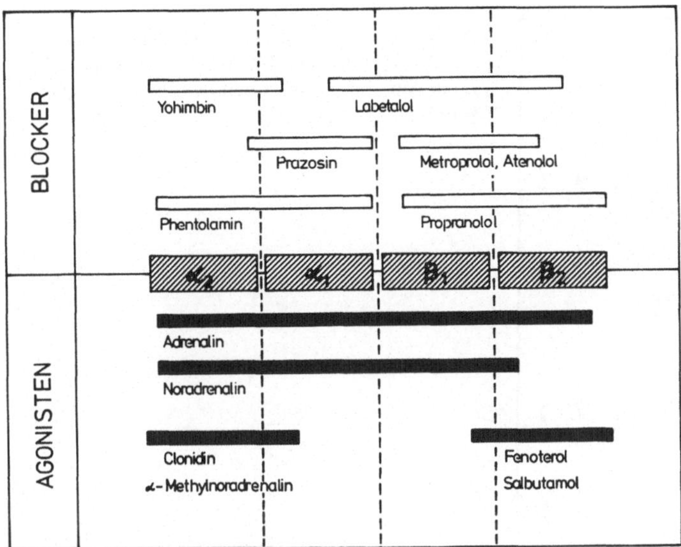

Abb. 2. Schematische Darstellung der Spezifität adrenerger Agonisten und Antagonisten. (Aus Kather u. Schröder 1982)

Anders als bei den β-Blockern hat die fast absolute Spezifität von Prazosin für $alpha_1$-Rezeptoren den breiten klinischen Einsatz der Substanz erst ermöglicht.

Biologische und pharmakologische Spezifität

Adrenerge Pharmaka sind pharmakologisch hoch spezifisch. Biologisch gleicht dagegen eine Therapie mit adrenergen Pharmaka noch immer einem Eingriff in ein kaum erforschtes Universum. Beispielsweise läßt sich eine Blutdrucksenkung auf so verschiedenen Wegen, wie β-Blockade, $alpha_2$-Stimulation oder $alpha_1$-Blockade erreichen. Hauptgründe dafür, daß sich Wirkungen adrenerger Pharmaka häufig einer rationalen Erklärung entziehen sind die Vielfalt der beeinflußten Körperfunktionen und die überraschende Dynamik und Flexibilität adrenerger Regulationsmechanismen.

Viele Gewebe und auch homogene Zellsysteme sind sowohl mit alpha- als auch mit β-Rezeptoren ausgestattet. Alpha- und β-adrenerge Impulse beeinflussen häufig identische Zell- und Organfunktionen in antagonistischer Weise. Beispiele hierfür sind die Regulation des Tonus der Gefäßmuskulatur und der Bronchialmuskulatur ($alpha_1$-adrenerge Kontraktion, β_2-adrenerge Dilatation) und die Steuerung der Insulinsekretion oder der Depotfettmobilisation durch Katecholamine ($alpha_2$-adrenerge Hemmung, β-adrenerge Stimulierung).

Der Nettoeffekt von Katecholaminen auf viele Organ- und Zellfunktionen hängt vom Verhältnis alpha/β-adrenerger Ansprechbarkeit ab. Es ist intuitiv einsichtig, daß dieser Typus der Regulation die Zielgewebe relativ unempfindlich gegenüber Schwankungen

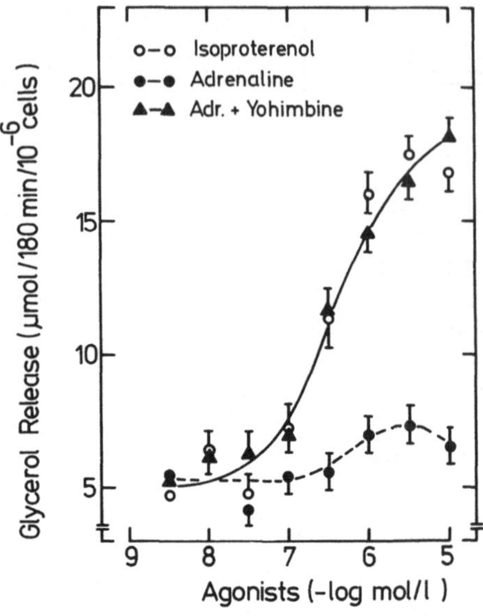

Abb. 3. Dosiswirkungskurven von Isoproterenol und Adrenalin in menschlichen Fettzellen (Lipolyse) in An- und Abwesenheit des alpha$_2$-Blockers Yohimbine. (Kather 1981)

der Serumhormonspiegel macht. Als Beispiel ist in Abb. 3 die Dosis-Wirkungsbeziehung für Adrenalin in An- und Abwesenheit des alpha$_2$-adrenergen Antagonisten Yohimbin auf die Lipolyserate in isolierten menschlichen Fettzellen dargestellt. Alpha$_2$-adrenerge Blockade führt zu einer Linksverschiebung der Dosiswirkungskurve und zu einer drastischen Erhöhung der maximalen Lipolyserate. Aus dem Vergleich beider Dosiswirkungskurven ist unmittelbar ersichtlich, daß Schwankungen der Serumadrenalinspiegel bei kombinierter alpha$_2$/β-adrenerger Steuerung der Lipolyse sehr viel geringere Änderungen in der Rate der Depotfettmobilisation hervorrufen werden, als bei ausschließlich β-adrenerger Steuerung. Gleichzeitig wird die Sensitivität des Gewebes gegenüber modulierenden Faktoren erhöht, die selektiv die alpha$_2$-, bzw. β-adrenerge Komponente der Katecholaminwirkung beeinflussen.

Hier wird eine Frage berührt, die die Pharmakologen seit der Entdeckung von alpha- und β-Rezeptoren beschäftigt. Sind alpha- und β-Rezeptoren strukturell verschieden, oder handelt es sich um Konformationsänderungen eines einzigen Rezeptormoleküls, die in Abhängigkeit von der lokalen Situation oder unter dem Einfluß humoraler Faktoren als verschiedene Adrenoceptorsubklassen imponieren? Mit anderen Worten, können physiologische Faktoren und Krankheiten die Eigenschaften von Adrenoceptoren ändern und damit auch die Wirkung adrenerger Pharmaka beeinflussen (Ahlquist 1974)?

Die ursprüngliche Vermutung, daß alpha- und β-Rezeptoren nur Konformationsänderungen eines einzigen Rezeptormoleküls darstellen, ist inzwischen wenig wahrscheinlich. Prinzipiell ist die Annahme der Wandelbarkeit adrenerger Rezeptoren jedoch richtig, allerdings scheinen die Mechanismen andere zu sein, als ursprünglich angenommen.

Regulation der Katecholaminansprechbarkeit der Zielgewebe

Änderungen der Katecholaminansprechbarkeit auf Zielgewebsebene können auf Membranebene oder mehr distal durch Beeinflussung des intermediären Stoffwechsels erfolgen. Die Mechanismen auf Membranebene sind zur Zeit besser erforscht. Hier erfolgt die Verstellung der Katecholaminempfindlichkeit durch "physiologische β-Blockade" infolge zirkulierender Antikörper, durch Änderungen der Rezeptorzahl und/oder durch Änderung des Kopplungsgrades zwischen Rezeptor- und Effektorsystemen.

Adrenozeptor-Antikörper

Fraser et al. (1981) machten in einer jüngst erschienenen Arbeit auf die Existenz zirkulierender Antikörper gegen β-Rezeptoren bei einigen Patienten mit Asthma bronchiale aufmerksam. Die Autoren fanden bei 4 von 17 Astmatikern Antikörper gegen β_2-Rezeptoren. Bei den Personen mit β_2-Rezeptorantikörpern wurden zur Auslösung eines Herzfrequenzanstieges höhere Dosen Isoproterenol benötigt, als bei Patienten ohne Antikörper.

Es ist lange bekannt, daß bei Asthmatikern die Bilanz von alpha-/β-adrenerger Ansprechbarkeit zugunsten der brochokonstriktorisch wirksamen $alpha_1$-adrenergen Komponente verschoben ist (Szentivanyi 1968). Eine Blockade der β_2-Rezeptoren durch eine Autimmunreaktion würde dieses Phänomen in eleganter Weise erklären. Bei dieser "physiologischen" β-Blockade handelt es sich sicherlich nicht um den einzigen pathophysiologisch relevanten Mechanismus. Unter anderem spielen primäre und sekundär durch die Therapie induzierte Änderungen der alpha- und β-Rezeptorzahl, sowie eine erhöhte cholinerge Ansprechbarkeit eine Rolle.

Änderungen der Rezeptorzahl

Chronisch erhöhte Katecholaminspiegel führen zu einer Verminderung der Zahl der β-Rezeptoren, die in einzelnen Geweben von einer gleichzeitigen Zunahme der $alpha_2$-Rezeptoren begleitet ist (Maggi et al. 1980). Umgekehrt hat eine chronische Verminderung der Plasmakatecholaminspiegel eine Erhöhung der β-Adrenozeptorzahl zur Folge. Klinisch wichtig ist, daß eine β-Blockade die gleichen Effekte hat wie eine chronische Verminderung der Katecholaminspiegel (Aarons et al. 1980). Nach einwöchiger Behandlung mit 160 mg Propranolol fanden diese Autoren bei gesunden Probanden eine Zunahme der β-Rezeptorendichte in den Lymphozyten um 30%–50%. Hier liegt vermutlich der Hauptgrund für das sog. Absetzsyndrom bei abruptem Abbruch der β-Blockertherapie.

Änderungen der Kopplung zwischen Rezeptoren und Effektorsystemen

Änderungen in der Kopplung zwischen Rezeptoren und Effektorsystemen sind vermutlich wichtiger und häufiger als Änderungen der Rezeptorzahl allein. Defekte in der

Kopplung zwischen Hormonrezeptoren und Effektorsystemen können angeboren und damit irreversibel sein, oder als reversible Änderungen unter dem Einfluß von diätetischen Faktoren, Hormonen und bakteriellen Toxinen auftreten. Im Gegensatz zu der Vielfalt der Rezeptorproteine existieren im Organismus, jedenfalls für das Adenylat-Cyclase-System, nur zwei Kopplungsproteine; eines, das in die Übermittlung stimulierender Signale eingeschaltet ist, sowie eines, welches der Propagierung von hemmenden Impulsen dient. Kopplungsdefekte betreffen deshalb nicht nur die Wirkung einer Hormonklasse, sondern die Effekte aller Hormone, deren Wirkung über ein gemeinsames Adenylat-Cyclase-System vermittelt wird.

Patienten mit Pseudohypoparathyreoidismus (Typ Ia) leiden an einem genetisch bedingten Mangel an stimulierendem Kopplungsprotein (Farfel et al. 1980). Bei diesen Patienten ist nicht nur die Parathormonwirkung gestört, sondern auch die Wirkung von Katecholaminen, wie Isoproterenol (Motulsky u. Insel 1981). Reversible Änderungen in der Kopplung von β-Rezeptoren und Adenylat-Cyclase wurden im Tierexperiment unter dem Einfluß von Schildrüsenhormonen (Malbon 1980) und beim Fasten beobachtet (Dax et al. 1981).

Schildrüsenhormone verbessern die Kopplung zwischen β-Rezeptoren und Adenylat-Cyclase. Dies erklärt, warum die Hyperthyreose klinisch als hyperadrenerger Zustand imponiert, obwohl die Serumkatecholaminspiegel im Normbereich liegen. Gleichzeitig erklärt sich hieraus der therapeutische Effekt von β-Blockern bei Hyperthyreose. Neben einer Änderung des Kopplungsgrades scheint es in einzelnen Organen, wie dem Herzen, bei Hyperthyreose auch zu einer Erhöhung der Rezeptorzahl zu kommen (Motulsky u. Insel 1982).

Bakterielle Toxine wie Choleratoxin (Vaughan u. Moss 1978) sowie eines der Toxine von Bordetella Pertussis, das sog. Islet-activating protein (Katada u. Ui 1982) verursachen durch chemische Modifizierung von Kopplungsproteinen eine Aktivierung der Adenylate-Cyclase und erhöhen die Ansprechbarkeit des Systems gegenüber aktivierenden Hormonen einschließlich der β-Agonisten.

Physiologie und Pathophysiologie

Änderungen in der adrenergen Ansprechbarkeit der Zielgewebe treten nicht nur bei Krankheiten auf. Sie gehören vielmehr zum Alltag des Gesunden.

Lebensalter

Es ist eine klinische Erfahrung, daß β-Blocker bei älteren Patienten eine geringere antihypertensive Wirkung haben, als bei jungen Patienten. In Übereinstimmung hiermit berichteten Schocken u. Roth (1977) über eine altersassoziierte Abnahme der β-Rezeptordichte in menschlichen Lymphozyten. Die Ergebnisse von Schocken u. Roth (1977) sind nicht unwidersprochen geblieben (Abrass u. Scarpace 1981). Insgesamt überwiegen jedoch die Hinweise, daß es mit steigendem Lebensalter zu einer verminderten β-adrenergen Ansprechbarkeit des kardiovaskulären Systems kommt. Erwähnenswert sind in diesem Zusammenhang die Ergebnisse von Krall et al. (1981). Diese Autoren fanden neben einer Verminderung der β-Rezeptorenzahl, die auch bei jungen Menschen mit erhöhten Plasmakatecholaminspiegeln beobachtet wird, einen Kopplungsdefekt zwischen β-Rezeptoren und Adenylat-Cyclase. Es ist möglich, daß dieser Kopplungsdefekt die eigentlich altersspezifische Änderung darstellt.

Fasten

Während längeren Fastens ist die β-adrenerge Ansprechbarkeit des menschlichen Fettgewebes insgesamt erhöht. Es werden wesentlich geringere Noradrenalinkonzentrationen zur Stimulierung der Depotfettmobilisation benötigt als bei normaler Ernährung (Arner et al. 1981). In vitro Untersuchungen weisen darauf hin, daß nicht alle Körperregionen gleichmäßig betroffen sind. Im Gluteal- und Hüftbereich scheint Fasten eher zu einer Verminderung der β-adrenergen Ansprechbarkeit, bzw. zu einer Bilanzverschiebung zugunsten der antilipolytisch wirksamen alpha-adrenergen Komponente zu führen (Östman et al. 1979).

Körperliches Training

Körperliches Training führt zu einer Verminderung der Ruhefrequenz des Herzens als Ausdruck verminderter sympathischer Aktivität. Die Plasma-Noradrenalinspiegel in Ruhe werden durch körperliches Training nicht beeinflußt, so daß die Annahme einer peripheren Katecholaminresistenz nahe liegt. In Übereinstimmung hiermit berichteten Butler et al. (1982) über eine Abnahme der β-Rezeptorendichte in Lymphozyten bei 16 männlichen Schwimmern, die sich einem 8-wöchigen Intensivtraining unterzogen. Die Abnahme der β-Rezeptoren korrelierte mit dem Gewinn an körperlicher Leistungsfähigkeit (gemessen als maximale O_2-Aufnahme).

Pathophysiologie

Auf einige der in Tabelle 1 aufgelisteten Krankheitsbilder wurde bereits in den vorangegangenen Abschnitten eingegangen. Bei *Asthma* bronchiale sind β-Blocker absolut kontraindiziert. Interessant ist in diesem Zusammenhang eine vorläufige Mitteilung in der über segensreiche Effekte des $alpha_1$-Blockers Prazosin bei 2 Patienten mit zuvor nicht behandeltem Asthma bronchiale berichtet wird (Marlin et al. 1981).

Auch auf die Schilddrüsenüberfunktion, bei der β-Blocker therapeutisch eingesetzt werden, wurde bereits eingegangen. Bei Hypothyreose verhalten sich Symptomatik und β-adrenerge Ansprechbarkeit der Zielgewebe invers zur Schilddrüsenüberfunktion. Ob hier die Zahl der alpha-Rezeptoren erhöht ist, ist nicht geklärt.

Tabelle 1. Änderungen der adrenergen Ansprechbarkeit unter physiologischen und pathologischen Einflüssen

Physiologische Faktoren	
1. Lebensalter	Verminderung der β-Rezeptorenzahl? Änderung des Kopplungsgrades?
2. Fasten	Erhöhte β-adrenerge Ansprechbarkeit in vivo. Verbesserung der Cyclase-Rezeptor-Kopplung?
3. Training	Verminderung der β-Rezeptorenzahl in Lymphozyten.
Pathologische Einflüsse	
1. Asthma bronchiale	Erniedrigung der β-Rezeptorenzahl Zunahme der Alpha-Rezeptoren? In Einzelfällen β-Rezeptorantikörper
2. Hyperthyreose	In einzelnen Organen Zunahme der β-Rezeptoren? Verbesserung der Kopplung von β-Rezeptoren und Cyclase. Verschiebung der Bilanz $alpha_2/\beta$-adrenerge Ansprechbarkeit zugunsten der β-Komponente.
3. Hypothyreose	Invers zur Hyperthyreose
4. Autonome Dysfunktion	Zunahme der β-Rezeptoren
5. Pseudohypoparathyreoidismus	Genetischer Mangel an Kopplungsprotein
6. Cholera	Chemische Modifizierung des Kopplungsproteins.
7. Pertussis	Ähnlich wie Choleratoxin, jedoch vorwiegend hemmende Einflüsse betroffen.

In einer Kasuistik wurde über eine erhöhte alpha- und β-adrenerge Ansprechbarkeit des kardiovaskulären Systems sowie über eine Erhöhung der β-Rezeptorenzahl in Lymphozyten bei einem Patienten mit autonomer Dysfunktion berichtet (Hui u. Conolly 1981).

Auf die Veränderungen der adrenergen Ansprechbarkeit bei Diabetes wird in dem Beitrag von Smith (1982) eingegangen.

Schlußfolgerungen

Die Katecholaminansprechbarkeit der Zielgewebe wird durch physiologische und pathologische Faktoren beeinflußt. Die bisherigen Kenntnisse sind lückenhaft; sie reichen nicht aus, die blutdrucksenkende Wirkung von β-Blockern befriedigend zu erklären. Dagegen sind die segensreichen Wirkungen von β_2-Agonisten beim Asthma bronchiale, bzw. von β-Blockern bei Hyperthyreose, inzwischen einer rationalen Erklärung zugänglich. Hier bedeutet adrenerge Therapie die Korrektur einer Störung der Bilanz von alpha/β-adrenerger Ansprechbarkeit. Der geringere Effekt von β-Blockern bei alten Patienten findet seine Erklärung in der altersassoziierten Abnahme der β-adrenergen Ansprechbarkeit der Zielgewebe.

Auch absolute und relative Kontraindikationen für eine therapeutische β-Blockade sind durch die zugrunde liegenden molekularen Mechanismen weitgehend erklärbar. β-Blocker sind kontraindiziert bei primären Regulationsstörungen, die mit erhöhter alpha-adrenerger Ansprechbarkeit einhergehen, sowie bei Erkrankungen, die über β-adrenerge Mechanismen ganz oder teilweise kompensiert sind.

Zur 1. Gruppe zählen neben dem Asthma bronchiale die seltene Prinz-Metal Angina und vermutlich auch das Raynaud-Syndrom, das unter β-Blockade neu auftreten kann oder aggraviert wird.

Zur 2. Gruppe zählen av-Blockierungen 2. und 3. Grades, bradykarde Rhythmusstörungen, das Sick-Sinus-Syndrom, die manifeste Herzinsuffizienz und chronisch obstruktive Atemwegserkrankungen.

Der insulinpflichtige Diabetiker ist stärker als gesunde Personen auf die gegenregulatorische Wirkung von Adrenalin und Noradrenalin angewiesen (Popp et al. 1982). Hier besteht unter β-Blockade die Gefahr gehäufter und verlängerter Hypoglykämien.

Wegen ihrer ungünstigen Wirkungen auf die Serumlipidspiegel (Zunahme der Serumtriglyceride und des Serumcholesterins mit Abnahme des HDL-Cholesterins inbesondere in Kombination mit Thiaziddiuretika; Leren et al. 1980) wurden β-Blocker überspitzt als atherogen bezeichnet. Day et al. (1982) vermuten, daß diese Stoffwechseleffekte auf der durch β-Blockade verursachten Störung in der Bilanz von alpha/β-adrenerger Ansprechbarkeit beruht.

Literatur

Aarons RD, Nies AS, Gal J, Hegstrand LR, Molinoff PB (1980) Elevation of β-adrenergic receptor density in human lymphocytes after propranolol administration. J Clin Invest 65:949–957

Abrass IB, Scarpace PJ (1981) Human lymphocyte beta-adrenergic receptors are unaltered with age. J Gerontol 36:298–301

Ahlquist RP (1977) Adrenoceptor sensitivity in disease as assessed through response to temperature alteration. Fed Proc 36:2572–2574

Arner P, Engfeldt P, Nowak J (1981) In vivo observations on the lipolytic effect of noradrenaline during therapeutic fasting. J Clin Endocrinol Metab 53:1207–1212

Butler J, O'Brian M, O'Malley K, Kelly JG (1982) Relationship of β-adrenoreceptor density to fitness in athletes. Nature 298:60–63

Dax EM, Partilla JS, Gregerman RI (1981) Increased sensitivity to epinephrine stimulated lipolysis during starvation: tighter coupling of the adenylate cyclase complex. Biochem Biophys Res Comm 31:1186–1192

Day JL, Metcalfe J, Simpson CN (1982) Adrenergic mechanism in control of plasma lipid concentrations. Br Med J 284:1145–1148

Farfel Z, Brickman AS, Kaslow HR, Brothers VM, Bourne HR (1980) Defect of receptor-cyclase coupling protein in pseudohypoparathyoidism. N Engl J Med 303:237–242

Fraser CM, Venters CJ, Kaliner M (1981) Autonomic abnormalities and autoantibodies to beta-adrenergic receptors. N Engl J Med 305:1165–1170

Hui KKP, Conolly ME (1981) Increased numbers of beta receptors in orthostatic hypotension due to autonomic dysfunkction. N Engl J Med 304:1473–1476

Katada T, Ui M (1982) Direct modification of the membrane adenylate cyclase system by islet-activating protein due to ADP-ribosylation of a membrane protein. Proc Natl Acad Sci USA 79:3129–3133

Kather H (1981) Hormonal regulation of adipose tissue lipolysis in man: implications for the pathogenesis of obesity. Triangle 20:131–143

Kather H, Rittinghausen R, Müller P, Simon B (1981) Klassifizierung der Alpharezeptoren. Med Klinik 76:416–418

Kather H, Schröder F (1982) Adrenerge Therapie der arteriellen Hypertension: Mechanismen, Indikationen und Kontraindikationen. Deutsches Ärzteblatt (im Druck)

Krall F, Connelly M, Weisbart R, Tuck ML (1981) Age-related elevation of plasma catecholamine concentration and reduced responsiveness of lymphocyte adenylate cyclase. J Clin Endocrinol Metab 52:863–867

Leren P, Foss PO, Helgeland A, Hjerman I, Holme I, Lund-Larsen PG (1980) Effect of propranolol and prazosin on blood lipids. The Oslo Study. Lancet I:4–6

Maggi A, U'Prichard DC, Enna SJ (1980) β-Adrenergic regulation of $alpha_2$-adrenergic receptors in the central nervous system. Science 207:645–647

Malbon CC (1980) Liver cell adenylate cyclase and β-adrenergic receptors; increased β-adrenergic receptor number and responsiveness in the hypothyroid rat. J Biol Chem 255:8692–8699

Marlin GE, Thompson PJ, Chow CM, Reddel HK, Cheng S (1981) Brochodilator action of prazosin. Lancet I:225

Motulsky HJ, Insel PA (1982) Adrenergic receptors in man; direct identification, physiologic regulation, and clinical alterations. N Engl J Med 307:18–29

Östman J, Arner P, Engfeldt P, Kager L (1979) Regional differences in the control of lipolysis in human adipose tissue. Metabolism 28:1198–1203

Popp DA, Shah SD, Cryer PE (1982) Role of epinephrine-mediated β-adrenergic mechanisms in hypoglycemic counterregulation and posthypoglycemic hyperglycemia in insulin-dependent diabetes mellitus. J Clin Invest 67:315–326

Schocken DD, Roth GS (1977) Reduced β-adrenergic receptor concentration in ageing man. Nature 267:856–858

Szentivanyi A (1968) The beta-adrenergic theory of the atopic abnormality in bronchial asthma. J Allergy 42:202–232

Vaughan M, Moss J (1978) Mechanism of action of choleragen. Journal of Supramolecular Structure 8:473–488

Beta-Blocker und körperliche Aktivität

W. Kindermann

Die Kombination Beta-Blockade und körperliche Aktivität stellt eine häufig anzutreffende Konstellation dar. Beispielhaft seien die vielen Hypertoniker genannt, die mit Beta-Blockern behandelt werden und gleichzeitig körperlich aktiv sind. Auch die zahlreichen Koronarpatienten, die unter Beta-Blockade stehen und gleichzeitig ein körperliches Training durchführen, gehören zu dem angesprochenen Personenkreis. Vordergründig ergeben sich aus der Kombination Beta-Blockade und körperliche Aktivität zwei Fragen, die hier behandelt und – soweit momentan möglich – beantwortet werden sollen:

1. Beeinflußt Beta-Blockade die körperliche Leistungsfähigkeit?
2. Bestehen Interaktionen zwischen Beta-Blockade und körperlicher Belastung, insbesondere körperlichem Training?

Ad 1:

Mögliche Beeinflussung der körperlichen Leistungsfähigkeit durch Beta-Blockade

Da der Einfluß einer Beta-Blockade auf die körperliche Leistungsfähigkeit abhängig sein kann von der jeweiligen Belastungsintensität, wird im folgenden stets zwischen maximalem Leistungsbereich und Ausdauerbereich differenziert werden, wobei die anaerobe Schwelle [22, 26, 38], die individuell unterschiedlich in der Regel zwischen 60–70% der maximalen Leistungsfähigkeit liegt, diesen Ausdauerbereich meßtechnisch erfaßt und als Maß für die Ausdauerleistungsfähigkeit angesehen werden kann.

Da aus der Sicht der verschiedenen Organsysteme das kardiozirkulatorische System und der Metabolismus der Skelettmuskelzelle die beiden Hauptsäulen der körperlichen Leistungsfähigkeit darstellen, ist es naheliegend, daß die bekannten hämodynamischen und metabolischen Veränderungen unter Beta-Blockade [4, 13, 25, 40] in erster Linie bei einer eventuellen Leistungsbeeinflussung diskutiert werden müssen. Aus hämodynamischer Sicht ist mit einer wesentlichen Beeinträchtigung der Ausdauerleistungsfähigkeit nicht zu rechnen, da angenommen werden kann, daß in diesem submaximalen Intensitätsbereich die Abnahme des Herzzeitvolumens voll kompensiert wird durch eine entsprechende Zunahme der arterio-venösen Sauerstoffdifferenz. Da Kohlenhydrate und Fette die wesentlichen energieliefernden Substrate bei Körperarbeit darstellen und Glykogenolyse und Lipolyse zumindest zum Teil über Betarezeptoren vermittelt werden (zusammenfassende Darstellung s. [25]), ist demgegenüber eine Einschränkung der körperlichen Leistungsfähigkeit sowohl im Maximal- als auch im Ausdauerbereich aus metabolischer Sicht durchaus denkbar, da hier die möglichen kompensatorischen Mechanismen weniger klar umrissen sind.

Maximaler Leistungsbereich (Abb. 1)

Die maximale Sauerstoffaufnahme scheint unter Beta$_1$-selektiver Blockade nicht wesentlich reduziert zu werden [5, 20], während unter gemischter Beta-Blockade über eine Abnahme der maximalen Sauerstoffaufnahme zwischen 10–15% berichtet wird [5, 32, 36]. In Einzelfällen kann es allerdings auch unter beta$_1$-selektiver Blockade zu einer Abnahme der maximalen Sauerstoffaufnahme kommen. Eine weitgehend unveränderte maximale Sauerstoffaufnahme unter Beta-Blockade ist nur möglich, wenn die maximale arteriovenöse Sauerstoffdifferenz deutlich über den Maximalwert unter vergleichbaren Normalbedingungen ansteigt, was voraussetzt, daß unter Normalbedingungen die periphere Sauerstoffutilisation noch nicht ihren Grenzwert erreicht hat. Zusätzlich muß diskutiert werden, inwieweit im maximalen Leistungsbereich unter Inanspruchnahme des Starling-Mechanismus das Schlagvolumen des Herzens ansteigt, so daß auf diese Weise der Abfall des maximalen Herzzeitvolumens aufgrund der starken Frequenzsenkung geringer wird.

Die maximale Leistungsfähigkeit (ausgedrückt durch die maximal erreichte Wattstufe oder Laufbandgeschwindigkeit) wird demgegenüber auch unter beta$_1$-selektiver Blockade mäßig reduziert, was auf die eingeschränkte Glykogenolyse in der Muskulatur und

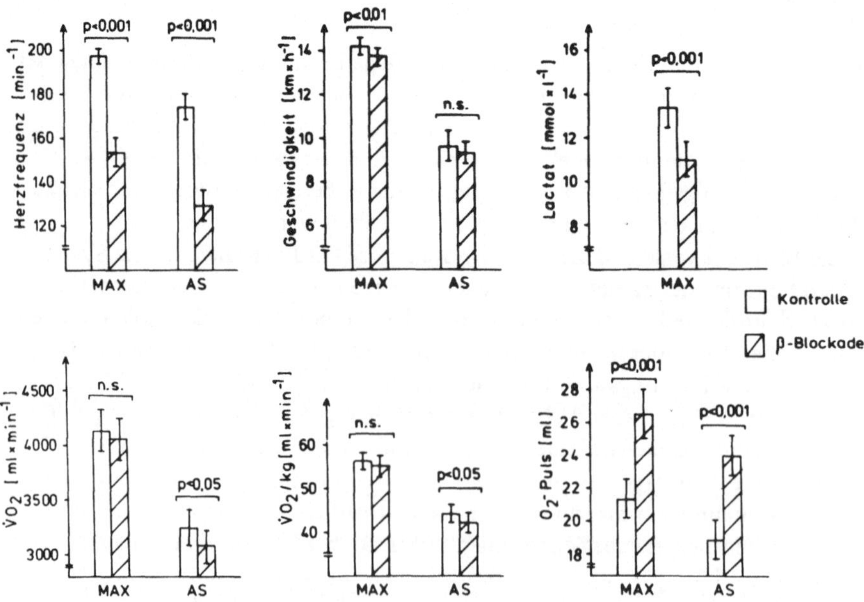

Abb. 1. Maximalwerte (MAX) und anaerobe Schwelle (AS) unter beta$_1$-selektiver Blockade im Vergleich zum Leerversuch bei stufenweise ansteigender Laufbandbelastung für Herzfrequenz, Laufbandgeschwindigkeit, arterielle Lactatkonzentration, Sauerstoffaufnahme, Sauerstoffaufnahme pro kg Körpergewicht und Sauerstoffpuls

damit den verminderten glykolytischen Durchsatz zurückzuführen ist [20]. Die unter Beta-Blockade verminderte lactazide anaerobe Energiebereitstellung findet ihren Ausdruck in niedrigeren maximalen arteriellen Lactatkonzentrationen (s. auch Abb. 2). Ob Beta-Blocker zusätzlich einen hemmenden Einfluß auf verschiedene Stufen des Glykolyseweges ausüben, ist bisher nicht bekannt. Auf submaximalen Belastungsstufen verhalten sich die arteriellen Lactatspiegel unterschiedlich. Unter gemischter Blockade scheinen sie niedriger zu liegen als im Leerversuch, während unter $beta_1$-selektiver Blockade (Abb. 2) im Mittel keine wesentlichen Veränderungen festgestellt werden können [7, 20, 24, 33].

Die Reduktion der maximalen Leistungsfähigkeit ist für den Gesundheitssport oder die Rehabilitation einschließlich der Bewegungstherapie von untergeordneter Bedeutung, da die adäquaten Belastungsintensitäten im Submaximalbereich liegen und eine maximale Inanspruchnahme der Glykolyse zur Ausbildung von Trainingseffekten nicht notwendig und bei Patienten sogar kontraindiziert ist. Im täglichen Leben kann die Behinderung der lactaziden Energiebereitstellung aufgrund der eingeschränkten Glykogenolyse bei kurzdauernden hochintensiven Belastungen wie beispielsweise schnellem Treppensteigen über mehrere Etagen zur frühzeitigen muskulären Ermüdung mit dem Gefühl der "schweren Beine" führen. Im Leistungssport ist bei gleichzeitiger Beta-Blockade in all jenen Sportarten mit einer Abnahme der sportartspezifischen Leistungsfähigkeit zu rechnen, in denen die anaerobe Ausdauer von Bedeutung ist. Selbst in Ausdauersportarten wie beim Langstreckenlauf kann sich die verminderte glykolytische Energiebereit-

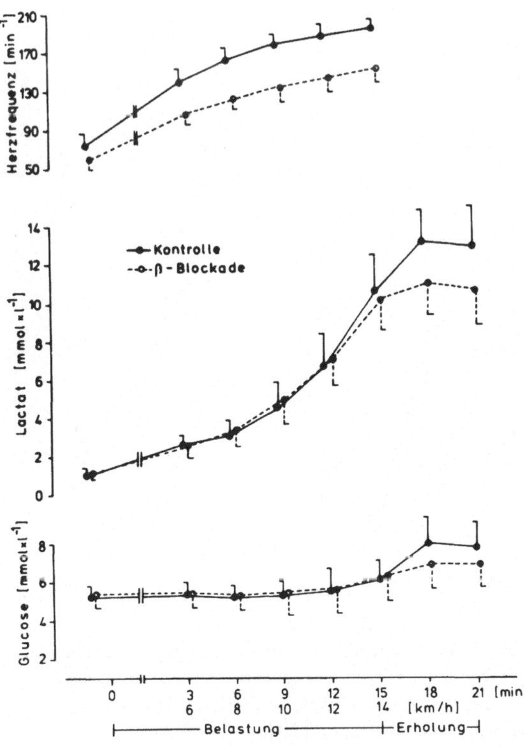

Abb. 2. Verhalten von Herzfrequenz, arterieller Lactat- und Glukosekonzentration bei stufenweise ansteigender Laufbandbelastung unter Beta-Blockade im Vergleich zum Leerversuch

stellung nachteilig bemerkbar machen, da bei Zwischenspurts und im Endspurt der Organismus auf eine hohe glykolytische Durchsatzrate angewiesen ist. Bei Belastungen, die die maximale Sauerstofftransportkapazität benötigen (mehrminütige Belastungen wie 800 oder 1500 m-Läufe) ist bei gleichzeitiger Beta-Blockade ein potentielles kardiales Risiko nicht auszuschließen, wenn man davon ausgeht, daß das Herz in dieser Situation versucht, über eine Inanspruchnahme des Starling-Mechanismus sein Schlagvolumen kompensatorisch zu steigern.

Ausdauerbereich

Infolge des bei gehemmter Lipolyse verminderten Substratdruckes an freien Fettsäuren (50minütige Ausdauerbelastung im Bereich der anaeroben Schwelle, Abb. 3) nimmt die Fettverbrennung ab. Das daraus resultierende energetische Defizit muß durch einen erhöhten Kohlenhydratumsatz ausgeglichen werden, um eine Leistungsbeeinträchtigung im Ausdauerbereich zu vermeiden. Unter $beta_1$-selektiver Blockade bleiben die Blutlactatspiegel unverändert, während Glukose in der zweiten Belastungshälfte tendenziell geringfügig abfällt, ohne daß hypoglykämische Reaktionen auftreten (Abb. 4). Demgegenüber liegen unter gemischter Beta-Blockade die Blutglukosespiegel deutlich niedriger, wobei in Einzelfällen hypoglykämische Werte auftreten können [5, 6, 25]. Offen-

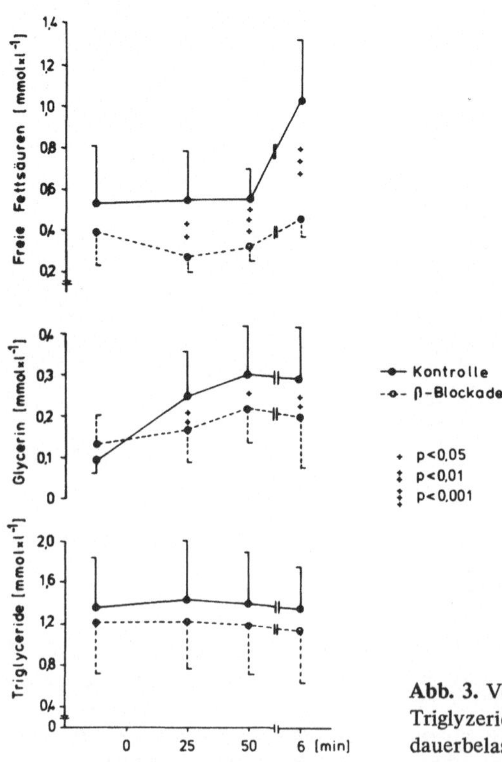

Abb. 3. Verhalten von freien Fettsäuren, Glyzerin und Triglyzeriden vor, während und nach 50minütiger Ausdauerbelastung unter $beta_1$-selektiver Blockade im Vergleich zum Leerversuch [20]

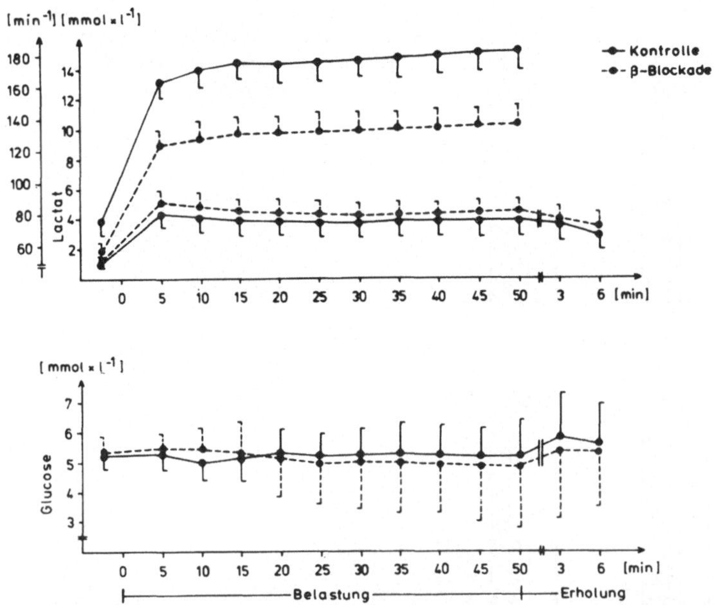

ˌbb. 4. Verhalten von Herzfrequenz, arterieller Lactat- und Glukosekonzentration vor, während nd nach 50minütiger Ausdauerbelastung unter $beta_1$-selektiver Blockade im Vergleich zum Leerersuch [20]

ıar gelingt es, bei Ausdauerbelastungen unter $beta_1$-selektiver Blockade und damit offenen $Beta_2$-Rezeptoren, über die der größte Teil der Muskelglykogenolyse läuft, das ırimäre energetische Defizit infolge eingeschränkter Fettverbrennung über einen erıöhten Kohlenhydratumsatz weitgehend zu kompensieren. Insgesamt scheint die Ausıauerleistungsfähigkeit, gemessen durch die anaerobe Schwelle, nur wenig beeinträchigt zu werden [20].

Der Anstieg wesentlicher regulierender Hormone wie STH, Cortisol und Glukagon Abb. 5 und 6) sowie der Katecholamine Adrenalin und Noradrenalin (Abb. 7) unter $ßeta_1$-selektiver Blockade ist auf dem Hintergrund ihrer metabolischen Effekte zu ɪetrachten (wobei bei den Katecholaminen zusätzlich die hämodynamischen Effekte ıu berücksichtigen sind). STH und Glukagon führen zu einem Anstieg der katecholaninunabhängigen Lipolyse [1, 9, 15]. Cortisol hemmt die Reveresterung von freien ᵎettsäuren und fördert die Glukoneogenese [8, 14]. Der Seruminsulinspiegel bleibt ınter $beta_1$-selektiver Blockade unverändert (Abb. 6). Da unter chronischer Beta-Blok:ade eine erhebliche Zunahme der katecholaminunabhängigen Lipolyse beschrieben vird [5, 6, 25], ist mit einer geringeren Beeinträchtigung der Fettverbrennung und danit auch geringeren Belastung des Kohlenhydratstoffwechsels als bei akuter Beta-Blok:ade zu rechnen, so daß eine bei akuter Beta-Blockade eventuell vorhandene Leistungsıbnahme bei chronischer Beta-Blockade eher geringer wird.

Im Rahmen von Gesundheitssport oder Rehabilitation bzw. Bewegungstherapie wird ɪei Ausdauerbelastung von limitierter Dauer bei gleichzeitiger $beta_1$-selektiver Blockade lie Leistungsfähigkeit nur wenig beeinträchtigt sein, während bei gemischter Beta-

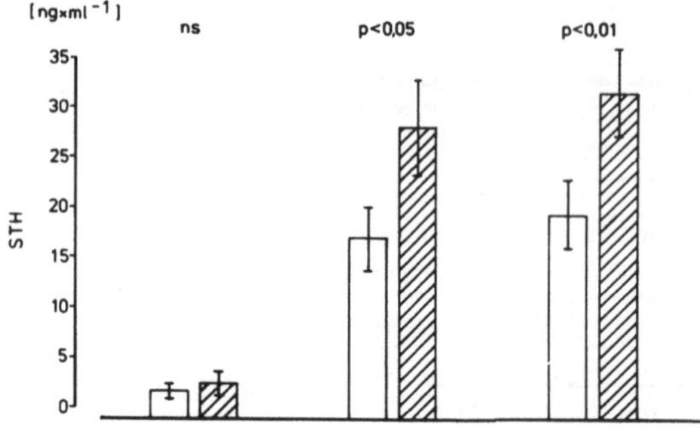

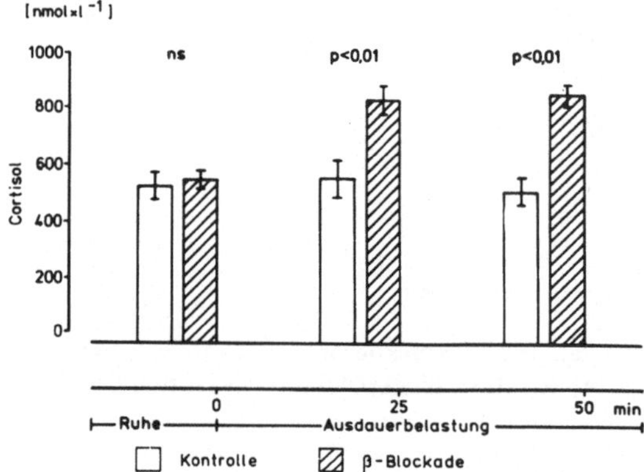

Abb. 5. Verhalten von STH und Cortisol vor und während 50minütiger Ausdauerbelastung unter beta_1-selektiver Blockade im Vergleich zum Leerversuch [21]

Blockade hypoglykämische Zustände auftreten können. In Einzelfällen kann auch unter beta_1-selektiver Blockade eine stärkere Reduktion der Ausdauerleistungsfähigkeit eintreten, was meist ein Dosisproblem darstellt. Bei Verminderung der Beta-Blocker-Dosis kann häufig bei fortbestehender deutlicher Herzfrequenzsenkung eine annähernd normale Leistungsfähigkeit wieder erreicht werden. Im Leistungssport wird die verminderte Fettverbrennung zu einer vorzeitigen Erschöpfung der nur beschränkt vorhandenen Glykogenvorräte führen, was sich insbesondere bei Belastungen von über einer Stunde Dauer nachteilig bemerkbar machen muß.

Sportarten mit vorwiegend psychicher Streßbelastung

Bei Sportarten wie Auto- und Motorradrennen, Bobfahren, Fallschirmspringen, Segelfliegen, Sportschießen oder Skispringen, bei denen die sportartspezifische Leistung weniger von der aeroben oder anaeroben Ausdauer sondern mehr von anderen wie psychischen oder koordinativen Faktoren abhängig ist, kann Beta-Blockade in Einzelfällen leistungssteigernd wirken [18, 23, 37, 39]. Der inadäquat hohe Anstieg des Herzzeitvolumens mit entsprechend hoher Herzfrequenz kann sich ebenso störend auf den Wettkampf auswirken wie das Auftreten von somatischen Begleitsymptomen der Angst wie Schwitzen und Tremor. Zusätzlich können erhebliche Extrasystolien auftreten

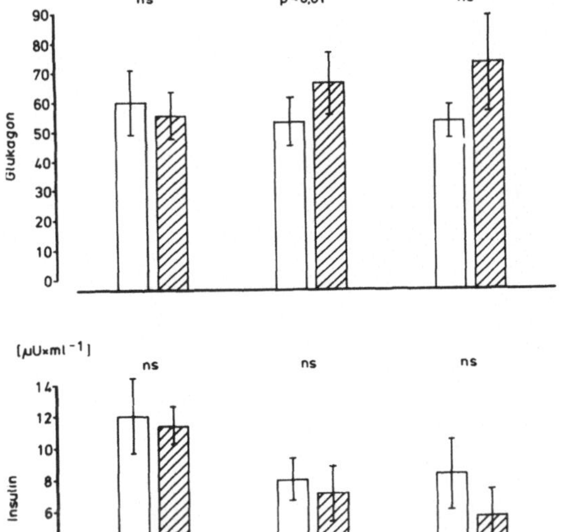

Abb. 6. Verhalten von Glukagon und Insulin vor und während 50minütiger Ausdauerbelastung unter $beta_1$-selektiver Blockade im Vergleich zum Leerversuch [21]

[18, 19]. Unter Beta-Blockade kann die überschießende Herz-Kreislaufleistung auf ein adäquates Maß herabgemindert und die Angstsymptomatik günstig beeinflußt werden. Andererseits kann bei potentiell gefährlichen Sportarten wie Autorennen oder Fallschirmspringen unter Einnahme eines Beta-Blockers eine zusätzliche Gefährdung aufgrund einer jetzt größeren Risikobereitschaft resultieren [23]. Das Reaktionsvermögen wird offensichtlich nicht negativ beeinflußt. Ganz gleich, ob Beta-Blocker bei den genannten Sportarten einen leistungssteigernden Effekt ausüben oder nicht – kontrollierte Studien über eine leistungssteigernde Wirkung liegen bisher nicht vor und sind in ihrer Durchführung sicherlich auch problematisch –, allein aus sportethischer Sicht darf einer solchen versuchten Manipulation der Leistungsfähigkeit nicht das Wort geredet werden.

Ad 2:

Mögliche Interaktionen zwischen Beta-Blockade und körperlichem Training

Bei der Frage nach eventuellen Interaktionen interessiert in erster Linie, ob die Ausbildung von Trainingseffekten durch ein körperliches Training bei gleichzeitiger Beta-Blockade unbehindert abläuft oder nicht. Zum jetzigen Zeitpunkt kann diese Frage noch nicht definitiv beantwortet werden. Einige Autoren, die die Zunahme der maxi-

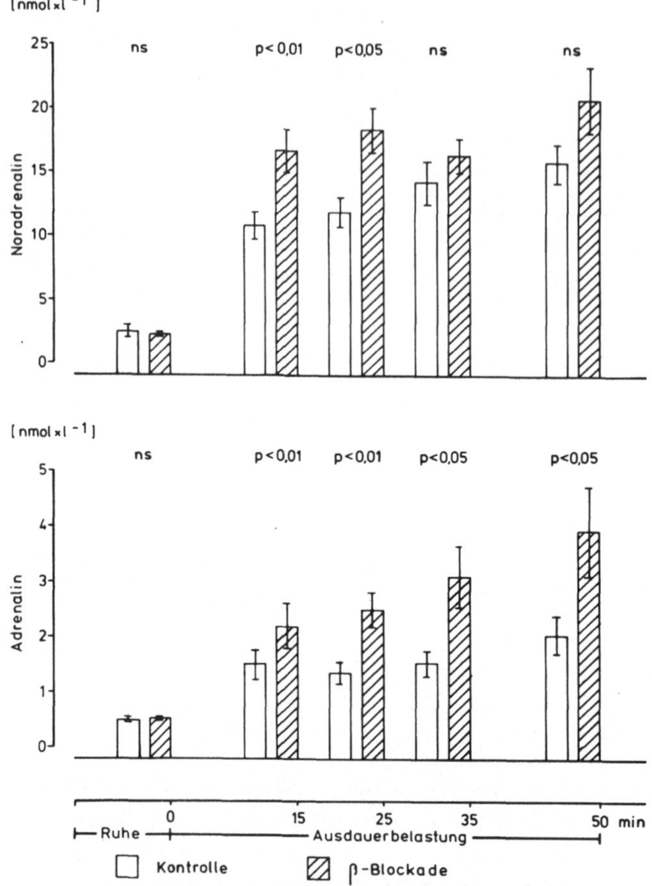

Abb. 7. Verhalten der Plasma-Katecholamine Adrenalin und Noradrenalin vor und während 50minütiger Ausdauerbelastung unter $beta_1$-selektiver Blockade im Vergleich zum Leerversuch [21]

malen Sauerstoffaufnahme bei körperlichem Training allein mit körperlichem Training und gleichzeitiger Beta-Blockade verglichen haben, fanden in beiden Gruppen eine ähnliche Zunahme der maximalen Sauerstoffaufnahme und zogen daraus die Schlußfolgerung, daß die Ausbildung von Trainingseffekten bei gleichzeitiger Beta-Blockade nicht behindert ist [29, 31]. Andererseits wurden folgende tierexperimentelle Befunde erhoben: Die trainingsbedingte Senkung der Ruhe- und Belastungsherzfrequenz ist bei "nur" trainierenden Tieren signifikant stärker ausgeprägt als bei Tieren, die gleichzeitig unter Beta-Blockade stehen [12]. Der Anstieg der Aktivität aerober Enzyme ist bei "nur" trainierenden Tieren signifikant stärker ausgeprägt als bei Tieren, die gleichzeitig unter Beta-Blockade stehen [11]. Es wird vermutet, daß zur vollen kardio-zirkulatorischen und metabolischen Adaptation durch Training ein intaktes sympathisches Nervensystem notwendig ist. Beta-Blocker allein ohne zusätzliches Training führen zu keinen Trainingseffekten im Sinne von morphologischen Anpassungserscheinungen [11], so daß mit Recht davon gesprochen werden kann, daß Beta-Blocker im Gegensatz zu körperlichem Training nicht fit machen.

Einige gleichsinnige Effekte zwischen Beta-Blockade und körperlichem Training dürfen nicht in dem Sinne verstanden werden, daß Beta-Blocker das Training ersetzen können. Beta-Blocker und Training senken Herzfrequenz und Kontraktilität in Ruhe und auf gegebenen submaximalen Belastungsstufen, während maximale Herzfrequenz und Kontraktilität durch Training unbeeinflußt bleiben. Damit führt Training im Gegensatz zur Beta-Blockade zu einer Zunahme der Herzfrequenz- und Kontraktilitätsreserve, so daß letztlich auch eine verbesserte Leistungsfähigkeit resultiert [32]. Davon zu differenzieren sind jene Fälle von symptomlimitierten Koronarpatienten, die durch Beta-Blockade erst soweit belastbar werden, daß ausreichende Trainingsreize zur Erzielung von Trainingseffekten gesetzt werden können. Auf dem Umweg über Beta-Blocker kann es hier zur Ausbildung von Trainingseffekten kommen, indem Ischämieschwelle und damit Belastbarkeit ansteigen.

Der unterschiedliche Einfluß auf den arteriellen Blutdruck ist in erster Linie quantitativer Art. Eine fixierte arterielle Hypertonie mit erhöhtem peripheren Gefäßwiderstand kann häufig allein durch Beta-Blockade, nicht aber durch körperliches Training normalisiert werden [17, 34]. Schließlich senken sowohl Beta-Blockade als auch Training den sympathischen Antrieb, wobei die Wirkung von Training komplexer ist, da zusätzlich auch der über Alpha-Rezeptoren vermittelte sympathische Antrieb vermindert wird. Die Abnahme des sympathischen Antriebes durch Training geht mit einer Verminderung der Plasma-Katecholamine einher, während unter Beta-Blockade die Plasma-Katecholamine in den meisten Fällen erhöht sind [4, 6, 10, 16, 20, 21, 30].

Divergierende Effekte zwischen Beta-Blockade und körperlichem Training bestehen hinsichtlich der Beeinflussung des Fettstoffwechsels, insbesondere der Serumlipoproteinmusters. Während Training zu einer Zunahme der HDL- und Abnahme der LDL-Franktion führt (Abb. 8) und damit den arterogenen Risikoindikator LDL/HDL günstig beeinflußt [3, 35], werden für Beta-Blockade entgegensetzte Effekte berichtet. Es wurden Anstiege der Serumtriglyzeride bzw. VLDL und Verminderungen der HDL beobachtet, unter gemischter Blockade stärker als unter $beta_1$-selektiver Blockade [2, 25, 27, 28]. In diesen Fällen ist die Kombination Beta-Blockade und körperliches Training aus therapeutischer Sicht geradezu erwünscht, da Training den unerwünschten Effekten einer Beta-Blockade entgegenwirken kann.

Zusammenfassend ist folgendes festzustellen:

Beta-Blockade führt infolge beeinträchtigter Glykogenolyse und daraus resultierender Verminderung des glykolytischen Durchsatzes zu einer Abnahme der maximalen Leistungsfähigkeit. Die maximale Sauerstoffaufnahme kann demgegenüber unter $beta_1$-selektiver Blockade unverändert sein. Bei Ausdauerbelastungen von limitierter Dauer ist unter $beta_1$-selektiver Blockade die Leistungsfähigkeit in den meisten Fällen nur wenig beeinträchtigt. Da aus therapeutischer Sicht allein die Blockade der $Beta_1$-Rezeptoren notwendig ist und die zusätzliche Blockade der $Beta_2$-Rezeptoren keinen zusätzlichen therapeutischen Gewinn bringt, sollte bei allen körperlich aktiven Patienten die $beta_1$-selektive Blockade gegenüber der gemischten Blockade bevorzugt werden. Unter leistungssportlichen Bedingungen ist in allen Sportarten, in denen die körperliche Leistungsfähigkeit im Vordergrund steht, unter Beta-Blockade eine Beeinträchtigung der sportartspezifischen Leistung zu erwarten. In Sportarten mit vorwiegend psychischer Streßbelastung (Prototyp Autorennen) scheint ein leistungsfördernder Effekt

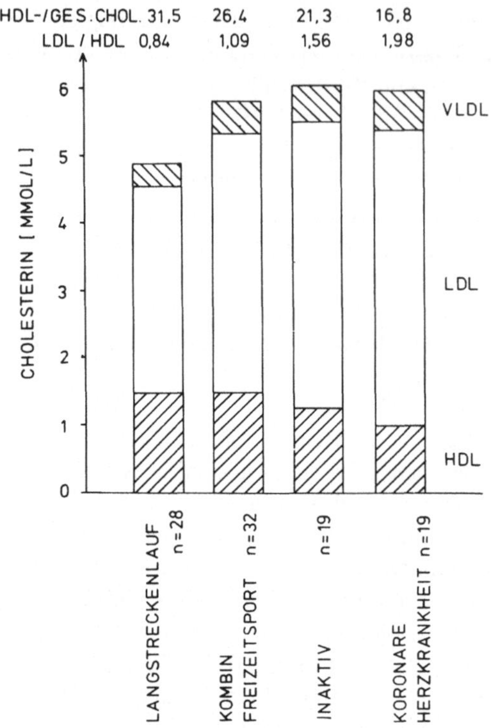

Abb. 8. Verhalten der verschiedenen Cholesterinfraktionen bei 40- bis 60-jährigen Trainierten, Inaktiven und Kornonarpatienten [35]

durch Beta-Blockade zumindest in Einzelfällen möglich zu sein. Trainingseffekte im Sinne von morphologisch faßbaren Anpassungserscheinungen werden auch unter gleichzeitiger Beta-Blockade ausgebildet. Das Vollbild der kardiozirkulatorischen und metabolischen Adaptation scheint aber unter gleichzeitiger Beta-Blockade nicht möglich zu sein. Beta-Blockade kann körperliches Training nicht ersetzen, auch wenn einige parallele Effekte bestehen.

Literatur

1. Barwich D, Klett G, Eckert W, Weicker H (1980) Exercise-induced lipolysis with central Cushing's disease. Int J Sports Med 1:120–126
2. Beinart IW, Cramp DG, Pearson RM, Havard CWH (1979) The effect of metoprolol on plasma lipids. Postgraduate Med J 55:709–711
3. Berg A, Keul J, Ringwald G, Deus B, Wybitul K (1980) Physical performance and serum cholesterol fractions in healthy young men. Clin Chim Acta 106:325–330
4. Delius W, Wirtzfeld A, Dominiak P, Sebening H, Blömer H, Grobecker H (1979) Wirkungen einer Blockade adrenerger β-Rezeptoren auf Noradrenalinkonzentration und Hämodynamik bei Patienten nach Myokardinfarkt. Z Kardiol 68:441–448
5. Franz IW, Lohmann FW (1979) Der Einfluß einer chronischen sog. kardioselektiven und nicht kardioselektiven β-Rezeptoren-Blockade auf den Blutdruck, die O_2-Aufnahme und den Kohlenhydratstoffwechsel. Z Kardiol 68:503–509

6. Franz IW, Lohmann FW, Koch G, Röcker L (1978) Der Einfluß sog. kardioselektiver und nicht kardioselektiver β-Rezeptorenblocker auf den Stoffwechsel während ergometrischer Leistung bei Hypertoniepatienten. Verh Dtsch Ges Inn Med 84:813
7. Galbo H, Holst JJ, Christensen NJ, Hilsted J (1976) Glucagon and plasma catecholamines during beta-receptor blockade in exercising man. J Appl Physiol 40:855–863
8. Galbo H, Richter EA, Hilsted J (1977) Hormonal regulation during prolonged exercise. Am NY Acad Sci 301:72–80
9. Gollnick PD (1973) Factor controlling glycogenolysis and lipolysis during exercise. In: Keul J (ed) Limiting factors of physical performance. Thieme, Stuttgart, p 81
10. Grobecker H, Planz G, Wiethold G, Simrock R, Becker HJ, Lutz E, Petersen P (1974) Untersuchungen zur Bestimmung der spezifischen und unspezifischen Wirkung von β-Sympatholytika. Verh Dtsch Ges Inn Med 80:258
11. Harri MNE (1979) Physical training under the influence of beta-blockade in rats. II: Effects on vascular reactivity. Eur J Appl Physiol 42:151–157
12. Harri MNE, Narvola I (1979) Physical training under the influence of beta-blockade in rats. Effects on adrenergic responses. Eur J Appl Physiol 41:199–210
13. Hazeki T (1973) Hämodynamic and metabolic effects of activities of the adrenergic beta receptor in physical exercise. Jap Circul J 37:141–161
14. Herberg L, Berger M, Gries FA (1974) Comparative investigations on lipolysis and reesterification in adipose tissue of man and various species of mice. Comp Biochem Physiol (A) 48:163
15. Hunter WM, Fonseka CC, Passmore R (1965) Growth hormone: important role in muscular exercise in adults. Science 150:1051
16. Irving MH, Britton BJ, Wood WG, Padgham C, Carruthers M (1974) Effects of β-adrenergic blockade on plasma catecholamines in exercise. Nature 248:531
17. Johnson WP, Grover JA (1967) Hemodynamic and metabolic effects of physical training in four patients with essential hypertension. Cas Med Assoc J 96:842–847
18. Keul J, Huber G, Kindermann W, Burmeister P, Petersen KG (1976) Die Wirkung eines neuartigen β-Rezeptoren-Blockers (Bunitrolol) auf Kreislauf und Stoffwechsel unter extremen Streßbedingungen. Med Welt 27:437–443
19. Kindermann W, Keul J (1978) Betablocker bei hyperadrenergen Belastungen. Cardiology 63 (Suppl 1):21–25
20. Kindermann W, Schmitt WM, Biro G, Schnabel A (1981) Metabolismus und hormonelles Verhalten bei Körperarbeit unter akuter $Beta_1$-Sympathikolyse. Z Kardiol 70:406–412
21. Kindermann W, Schnabel A, Schmitt WM, Biro G, Hippchen M (1982) Catecholamine, STH, Cortisol, Glucagon, Insulin und Sexualhormone bei körperlicher Belastung unter $Beta_1$-Blockade. Klin Wochenschr 60:505–512
22. Kindermann W, Simon G, Keul J (1979) The significance of the aerobic-anaerobic transition for the determination of work load intensities during endurance training. Eur J Appl Physiol 42: 25–34
23. Kopp KH, Huber G, Keul J (1978) Veränderungen von Herzfrequenz und Stoffwechsel-Parameter im Blut beim Fallschirmspringen. Dtsch Z Sportmed 29:44–49
24. Liesen H, Hollmann W (1972) Die Wirkung eines körperlichen Trainings unter Beta-Rezeptoren-Blockade auf Herzgröße, Blutvolumen und den Arbeitsmuskelstoffwechsel. Verh Dtsch Ges Kreislauf 38:147–154
25. Lohmann FW (1981) Die Beeinflussung des Stoffwechsels durch Beta-Rezeptoren-Blocker. Klin Wochenschr 59:49–57
26. Mader A, Liesen H, Heck H, Philippi H, Rost R, Schürch P, Hollmann W (1976) Zur Beurteilung der sportartspezifischen Ausdauerleistungsfähigkeit im Labor. Sportarzt Sportmed 27:80–88, 109–112
27. Merker R, Schwittek W, Kladetzky R-G, Kuhn H (1981) Serumlipide unter chronischer Behandlung mit Beta-Rezeptorenblockern bei Patienten mit koronarer Herzkrankheit. Z Kardiol 70: 455–461
28. Nilsson A, Hansson B-G, Hökfelt B (1978) Effect of metoprolol on blood glycerol, free fatty acids, triglycerides, and glucose in relation to plasma catecholamines in hypertensive patients at rest and following submaximal work. Europ J Clin Pharmacol 13:5–8

29. Obina R, Wilson R, Goebel M, Campbell D (1979) Effect of conditioning program on patients taking propranolol for angina pectoris. Cardiology 64:365
30. Philipp Th, Cordes U, Distler A (1977) Sympathikusaktivierbarkeit und blutdrucksenkende Wirkung einer Beta-Rezeptoren-Blockade bei essentieller Hypertonie. Dtsch Med Wochenschr 15:569
31. Pratt CM, Welton DE, Squiren WG, Kirby TE, Hartung GH, Miller RR (1981) Demonstration of training effect during chronic beta-adrenergic blockade in patients with coronary artery disease. Circulation 64:1125–1129
32. Roskamm H (1971) Hämodynamik und Kontraktilität des gesunden und kranken Herzens bei körperlicher Belastung. Verh Dtsch Ges Kreislauff 37:42–60
33. Rost R (1981) Körperliche Belastung und Betarezeptorenblockade. Der informierte Arzt 9:67
34. Sannerstedt R, Wasir H, Henning R, Werkö L (1973) Systemic haemodynamics in mild arterial hypertension before and after physical training. Clin Sci Molec Med 45:145–149
35. Schnabel A, Kindermann W (1982) Lipoprotein-Cholesterin bei unterschiedlicher körperlicher Aktivität. Klin Wochenschr 60:349–355
36. Simon G, Dickhuth HH, Lindscheidt G, Kindermann W, Keul J (1979) Hämodynamische und metabolische Auswirkungen der Betarezeptorenblockade durch Metipranolol. Herz/Kreisl 11: 134–140
37. Smolarz A, Glocke M, Bartsch W, Kohl H (1979) Zur Wirkung des Beta-Blockers Metipranolol bei Sportschützen unter Wettkampfbedingungen. Dtsch Z Sportmed 30:73–76
38. Stegmann H, Kindermann W (1982) Comparison of prolonged exercise tests at the individual anaerobic threshold and the fixed anaerobic threshold of 4 mmol $\cdot$ l^{-1} lactate. Int J Sports Med 3:105–110
39. Videman T, Sonck T, Jänne J (1979) The effect of beta-blockade in ski-jumpers. Med Sci Sports 11:266–269
40. William-Olsson T, Fellenius E, Björntorp P, Smith U (1979) Differences in metabolic responses to β-adrenergic stimulation after propranolol or metoprolol administration. Acta Med Scand 205:201–206

Pharmakologische Interventionsmöglichkeiten im Rahmen der Sekundärprävention

J. A. Vedin und C. E. Wilhelmsson

Ein akuter Myokardinfarkt (MI) definiert eine Bevölkerungsgruppe, die leicht zu erfassen ist und einem stark erhöhten Risiko für Tod oder neuerliche Erkrankungen ausgesetzt ist. Diese Erkenntnisse haben zu einer großen Anzahl von Sekundärpräventionsstudien geführt, bei denen verschiedene Behandlungsmethoden angewandt wurden, wie z.B. Steigerung der körperlichen Aktivität, Einstellung des Rauchens, Änderung der Ernährung oder pharmakologische Intervention unter Verwendung verschiedener therapeutischer Prinzipien wie Antikoagulantien, Trombozyten-Aggregationshemmer, Lipidsenker, Antiarrhythmika und Beta-Blocker.

Mit dieser Präsentation möchte ich eine Übersicht der Sekundärpräventionsstudien geben und dabei besonders deren Effekt auf die Mortalität diskutieren.

Verlauf eines Myokardinfarkts

Es ist bekannt, daß ein großer Teil der Patienten mit Zeichen eines akuten Myokardinfarktes bereits kurz nach dem Auftreten der Symptome verstirbt, so daß er nicht mehr ins Krankenhaus eingeliefert werden kann. Weiterhin weiß man, daß die Zahl der Todesfälle mit der Zeit nach dem Auftreten der Symptome abnimmt. Abhängig vom Lebensalter, Anzahl früherer Infarkte, Infarktgröße und Koronargefäßerkrankungen liegt die Mortalität bei nicht besonders ausgewählten Patienten unter 70 Jahren zwischen 10 und 20%, im ersten Follow-up-Jahr zwischen 5 und 10% und danach zwischen 3 und 5%. In der relativ frühen Phase überwiegt der myokardiale Einfluß, während in der späten Phase die vaskulären Faktoren im Vordergrund stehen. Selbstverständlich können diese zwei Phasen nicht klar voneinander getrennt werden, denn beide Faktoren spielen während des gesamten Krankheitsverlaufes eine Rolle. Bisher ist es schwierig, einen nicht tödlichen Rezidivinfarkt vorauszusagen. Man weiß jedoch, daß das Risiko für einen nicht tödlichen Rezidivinfarkt altersunabhängig ist [6].

Anforderungen an Studien der Sekundärprävention

Im Idealfall sollten Sekundärpräventivstudien die Effektivität von Substanzen beweisen und eine gesunde Basis für künftige therapeutische Maßnahmen bilden. Um diesen Anforderungen gerecht zu werden, sind eine Reihe verschiedener Kriterien zu erfüllen.

Selbstverständlich muß eine Studie mit einer ausreichend großen Zahl an Patienten durchgeführt werden, um genügend Daten zu erhalten, die mit ausreichend großer Wahrscheinlichkeit eine statistische Analyse auf einem befriedigenden Signifikanzniveau zulassen. Nur eine Analyse, die alle randomisierten Patienten unabhängig von ihrem späteren Schicksal einschließt, ist frei von Vorurteilen und Meinungen der Prüfer und Analytiker (Intention to treat). Um aus den Ergebnissen Schlußfolgerungen ziehen zu können, sind weitere Studienanforderungen zu erfüllen, die jedoch bei vielen Studien nicht anzutreffen sind. Eine klare Abgrenzung der Risikogruppen, Ausschlußkriterien vor der Randomisierung und ein prospektiv randomisiertes Design sind ebenso unumgänglich wie die Darstellung der Therapieabbrüche und nicht zuletzt des Studienzieles, um die Schlußfolgerungen zu erleichtern.

Antikoagulantien

Antikoagulantien gehören zu den ersten Wirkstoffen, die zur medikamentösen Behandlung nach Myokardinfarkt eingesetzt wurden. Die früheren Studien mit Antikoagulantien hatten mehrere Mängel in bezug auf Anordnung und Durchführung [9]. Nur in 5 Studien wurden die Patienten entweder der Antikoagulantien-Therapie oder der Kontrollgruppe randomisiert zugeordnet und auch nach der Entlassung aus dem Krankenhaus weiterbehandelt. Nur in zwei Studien gab es eine doppelblind-randomisierte Placebo-Kontrollgruppe ([6, 7], Tabelle 1). Keine dieser Studien zeigte einen statistisch signifikanten Effekt auf die Gesamtmortalität.

Tabelle 1. Einige Daten von Langzeitstudien mit Antikoagulantien

Autor	Seaman et al.	Sixty Plus Reinfarction Trial
Veröffentlicht	1969	1980
Medikation	Phenindione	Acenocoumarin/Phenprocoumon
Beginn nach MI	2-80	6-72(+)
Dauer (durchschnittlich) (Monate)	72	24
Anzahl der Patienten	175	912
Kumulative Mortalität Placebo (%)	36	15
Reduktion der Gesamtmortalität (%)	-14	20

?lättchenaktive Substanzen

;eit 1970 wurden sieben randomisierte Doppelblindstudien abgeschlossen, die den \utzen der plättchenaktiven Substanzen zur Behandlung von Patienten nach Myokard-nfarkt untersuchten ([8–18], Tabelle 2). In diesen Studien wurde Acetylsalicylsäure n einer Tagesdosis zwischen 300 und 1500 mg angeandt. In der PARIS-Studie wurde :usätzlich eine zweite Behandlungsgruppe, die Acetylsalicylsäure in Kombination mit)ipyridamol erhielt, aufgenommen. In der ART- und ARIS-Studie wurde Sulfinpyrazon 'erwandt. In einer deutsch-österreichischen Studie wurde ebenfalls eine zweite Gruppe)ffen mit Phenprocoumon behandelt.

Im allgemeinen war die Patientenzahl in diesen Studien bedeutend größer als in den ınderen Studien, die in dieser Übersicht nicht diskutiert werden. Die meisten dieser Jntersuchungen hatten als primäres Ziel, einen Effekt auf die Gesamtmortalität nach-:uweisen, aber in der deutsch-österreichischen Studie waren es Einfluß auf Sudden)eath und tödlichen Myokardinfarkt. Die ART-Studie sollte den Effekt auf die kar-lialen Todesfälle und die ARIS-Studie den Effekt auf Infarktrezidive untersuchen.

Keine dieser Studien konnte einen statistisch signifikanten Unterschied in der Mor-:alität zwischen der Behandlungs- und Kontrollgruppe zeigen. Außer in der AMIS-;tudie wurde in allen Studien von einem positiven Trend für die plättchenaktiven Sub-;tanzen berichtet. Jener vermeintliche Vorteil der Plättchenaggregationshemmung wird lurch die negativen Ergebnisse der AMIS-Studie wieder in Zweifel gestellt. Sie ist bis ıeute die größte Studie, die je mit plättchenaktiven Substanzen gemacht wurde.

Lipidsenker

)er Zusammenhang zwischen erhöhtem Serumcholesterolspiegel und dem erhöhten ?isiko, eine koronare Herzkrankheit zu entwickeln, ist wohlbegründet [19]. Die Be-leutung der Hyperlipidämie als Risikofaktor für Infarktrezidive ist nicht so sicher. In üngsten Untersuchungen wurde gezeigt, daß bei nicht-selektierten Postinfarktpatienten lie Gesamtcholesterinkonzentration auch bei jüngeren Patienten einen signifikanten ;ekundären Risikofaktor in einem verlängerten Follow-up-Zeitraum darstellt [20]. Eine ?eihe randomisierter kontrollierter klinischer Studien wurde durchgeführt, die den Ef-:ekt von verschiedenen Lipidsenkern auf Morbidität und Mortalität untersuchen sollten [21–29], Tabelle 3).

Die Substanzen, die untersucht wurden, waren Östrogen, Dextro-Thyroxin, Clofibrat ınd Nicotinsäureester allein oder in Kombination. Der Zeitabstand zwischen Myokard-nfarkt und Randomisierung reichte in diesen Studien von zwei Wochen bis zu mehre-:en Jahren. Der durchschnittliche Follow-up-Zeitraum betrug oft mehr als 3–4 Jahre.

Zuerst wurde von den Östrogen-Studien berichtet [21, 22, 24]. In all diesen Studien vurde von Teilnahmeschwierigkeiten berichtet, meist aufgrund der Brustprobleme und/)der herabgesetzter Libido. Erste kardiovaskuläre Nebenwirkungen führten bei der :DP-Studie zu einem vorzeitigen Absetzen der Östrogenbehandlung. In keiner dieser ;tudien wurde ein günstiger Effekt auf die Mortalität festgestellt.

Tabelle 2. Einige Daten von Langzeitstudien mit Thrombozytenaggregationshemmern

Autor/ Studie	Veröffent-licht	Medikation (Tagesdosis)	Beginn nach MI	Dauer (durch-schnittl.) (Monate)	Anzahl der Patienten	Kumulative Mortalität (%) Placebo	Reduktion der Gesamtmortalität (%)
Elwood et al.	1974	ASA (300)	〈6 Mon.	12	1239	9.8	7.6
Coronary Drug Project Aspirin Study (CDPA)	1976	ASA (972)	Woche-Jahr	22	1529	8.3	5.8
German-Austrian Multicenter Prospective Clinical Trial	1977 1979	ASA (1500)	28–42 Tage	24	626	7.1	4.1
Elwood and Sweetnam	1979	ASA (900)	Tage-Wochen	12	1725	14.5	12.2
Aspirin Myocardial Infarction Study (AMIS)	1980	ASA (1000)	2–60 Mo.	40	4524	9.7	10.8
Persantine Aspirin Reinfarction Study (PARIS)	1980	ASA (972) ASA (972) + dipyridamole (225)	2–60 Mo.	41	2026	12.8	10.5 10.7
Anturane Reinfarction Trial (ART)	1978 1980	Sulfinpyrazone (800)	25–35 Tage	16	1629	10.9	9.1
Anturane Reinfarction Trial (ARIS)	1982	Sulfinpyrazone (800)	15–25 Tage	12–55	727	5.5	5.2

Tabelle 3. Einige Daten der Langzeitstudien mit Lipidsenkern

Autor/Studie	Aktive Substanz Tagesdosis (mg)	Beginn nach MI	Dauer (Monate)	Anzahl der Patienten	Mortalität (%) Placebo	Aktive Substanz
Stamler et al. (1963)	Estrogen (10)	〉2 Mon.	58	275	34	24
Coronary Drug Project (CDP) (1970, 1972, 1973, 1975)	Estrogen (2.5)	〉3 Mon.	56	8341	18.8	19.9
	Estrogen (5.0)		21		8.2	9.7
	Dextrothyroxine (6.0)		36		12.5	14.8
	Clofibrate (1800)		74		25.4	25.5
	Nicotinic acid (3000)		74		25.4	24.4
Veterans Administration Drug-Lipid Cooperative (1974)	Estrogen (1.25)	1–16 Mon.	60	570	28.7	28.4
	Nicotinic acid (4000)					31.2
	Nicotonic acid (4000) + Estrogen (1.25)					30.9
	Dextrothyroxine (4)					23.0
	Dextrothyroxine (4) + Estrogen (1.25)					29.9
Physicians of the Newcastle upon Tyne Region (1971)[a]	Clofibrate (1500–2000)	〉6 Wo.	43	295	6.2[b]	3.7[b]
Scottish Society of Physicians (1971)[a]	Clofibrate (1600–2000)	8–16 Wo.	72	523	3.2[b]	3.4[b]

[a] Ausschließlich Patienten nach MI

[b] Todesfälle pro 1200 Patientenmonate, berechnet anläßlich der 4-Jahreskontrolle

Bei zwei dieser Studien [23, 26] wurde Dextrothyroxin angewandt. Auch diese Behandlung wurde vorzeitig abgebrochen; die Gesamtmortalität in der Behandlungsgruppe war nämlich höher als in der Placebogruppe, allerdings nicht statistisch signifikant.

Zwei kontrollierte randomisierte Studien wurden mit Clofibrat gemacht. Bei der CDP-Studie [25] war die Gesamtmortalität in der Clofibrat- und Placebogruppe nahezu identisch. In der Clofibrat-Gruppe gab es dagegen signifikant mehr Thromboembolien, Angina pectoris, Claudicatio intermittens, Arrhythmien, nicht-tödliche kardiovaskuläre Komplikationen und doppelt soviel Fälle von Gallensteinen.

In der Newcastle-Studie [27] wurden 295 Infarktpatienten beiderlei Geschlechts doppelblind entweder Clofibrat- oder Maisölbehandlung randomisiert zugeordnet und über einen durchschnittlichen Zeitraum von 43 Monaten beobachtet. In der Studie des Research Committee of the Scotish Society of Physicians [20] wurden männliche und weibliche Patienten mit gesichertem Infarkt randomisiert der Behandlung mit 1,6–2g Clofibrat pro Tag oder Placebo zugeordnet und über einen Zeitraum von fast 40 Monaten beobachtet. In keiner dieser Studien gab es Unterschiede in der Gesamtmortalität in der Placebo- und Clofibratgruppe [29].

Bei zwei Studien wurde Nikotinsäure als Monotherapie eingesetzt [25, 26]. Der Unterschied in der Gesamtmortalität in der Nikotinsäuregruppe und Placebogruppe war am Ende des beobachteten Zeitraumes statistisch nicht signifikant. In der Nikotinsäuregruppe kam es jedoch häufiger zu Vorhofflimmern und anderen Herzrhythmusstörungen, außerdem gab es gastrointestinale Probleme und anormale Leberfunktionstests.

Die Studien mit Lipidsenkern, die insgesamt mehr als 11.600 Patienten umfaßten, konnten keinen lebensverlängernden Effekt in der Postmyokardinfarktphase zeigen. Man muß allerdings dazu sagen, daß diese Patienten nicht aufgrund von erhöhtem Serumcholesterol ausgewählt wurden. In den meisten Fällen wurde nur eine geringfügige Senkung der Serumcholesterolspiegel erzielt. Positive Trends oder statistisch signifikante Ergebnisse konnten in den meisten Fällen nur dann gesehen werden, wenn man verschiedene Studienziele miteinander kombinierte oder aber, wenn verschiedene Subgruppen der Patienten aus der Analyse ausgeschlossen wurden. Bei einigen der verwendeten Wirkstoffe zeigten sich eine Reihe von Nebenwirkungen. Im Fall von Clofibrat wurde im Rahmen einer großen Primärpräventionsstudie ein toxischer Effekt in der Langzeitbehandlung beobachtet [30]. Somit müssen alle zukünftigen Studien diese Aspekte berücksichtigen, den Follow-up-Zeitraum verlängern und sich auf Altersgruppen und auf Substanzen, die noch nicht entwickelt sind, konzentrieren.

Antiarrhythmika

Es gibt 5 Doppelblindstudien, die mit Antiarrhythmika bei Postinfarktpatienten durchgeführt wurden ([31–35], Tabelle 4). Diese Substanzen sind Phenytoin, Tocainid, Mexiletin und Aprinedin.

Keine dieser Studien erbrachte einen statistisch signifikanten Unterschied in der Gesamtmortalität zwischen der Kontroll- und Behandlungsgruppe. Vier dieser Studien zeigten sogar eine Tendenz, die vermuten läßt, daß die Behandlung mit Antiarrhythmika

Tabelle 4. Einige Daten von Langzeitstudien mit Antiarrhythmika

Autor/Studie	Aktive Substanzen Dosis (mg/Tag)	Beginn nach MI	Dauer (Monate)	Anzahl der Patienten	Kumulative Mortalität (%) Placebo	Aktive Substanz
Collaborative Group Australia/Britain (1971)	Phenytoin (300–400)	nach Entlassung aus dem Krankenhaus	12	568	8.1	9.2
Ryden et al. (1980)	Tocainide (1200)	< 2 Tage	6	162	8.9	8.9
Bastian et al. (1980)	Tocainide (1200)	7–10 Tage	6	146	4.1	5.6
Chamberlain et al. (1980)	Mexiletine (600–750)	6–14 Tage	4	344	11.7	13.3
Ghent-Rotterdam Study (to be published)	(100–200)	< 14 Tage	12	305	12.5	7.8

sich ungünstig auswirkte. Nur in der Aprinedin-Studie zeigte sich ein günstiger Trend in der Gesamtmortalität für eine Behandlung. In allen Studien gab es in der Behandlungsgruppe häufiger Nebenwirkungen, die teilweise sogar bedrohlich waren. Die untersuchten Substanzen waren in der Lage, die Häufigkeit ventrikulärer Arrhythmien zu reduzieren. Die Frage, ob bestimmte Patienten mit komplexen Arrhythmien nach Myokardinfarkt behandelt werden sollen, ist noch nicht geklärt.

β-Blockierende Substanzen

Randomisierte placebokontrollierte Studien

In den ersten placebokontrollierten Studien, die während der Jahre 1960–68 veröffentlicht wurden, hat man mit oralen Dosierungen gearbeitet, die heute als unzureichend für eine therapeutisch effektive β-Blockade angesehen werden. Diese Studien kamen zu keinem schlüssigen Ergebnis, da auch die Zahl der Patienten zu klein war. Seither sind eine Reihe von Studien veröffentlicht worden, von denen aber nur sehr wenige ein Höchstmaß der vorher aufgelisteten Anforderungen erfüllten. Eine Reihe dieser Studien konnte keinen Unterschied zwischen der aktiv bzw. placebobehandelten Gruppe bezüglich der vielen Studienziele zeigen. Die anderen Studien haben zumindest einige positive Zeichen in Bezug auf ein oder mehrere Studienziele ergeben. Aus diesen Gründen wurden die veröffentlichten Studien in zwei Kategorien eingeteilt: die nichtschlüssigen (Tabelle 5) und die schlüssigen (Tabelle 6) Studien.

Tabelle 5. Nicht-schlüssige prospektive Studien

Autor	Jahre	Anzahl der Patienten	Substanz (mg/Tag)
Reynolds and Whitlock	1972	87	Alprenolol (400)
Barber et al.	1975	484	Practolol (600)
Wilcox et al.	1980)	388	Atenolol (100) Propranolol (120)
Wilcox et al.	1980	473	Disopyramide (450) Oxprenolol (120)
Baber et al.	1980	720	Propranolol (120)
Coronary Prevention Research Group	1981	1103	Oxprenolol (80)
Mc Ilymoyle et al.	1982	391	Metoprolol (n.v.)

(n.v.) = nicht veröffentlicht

Tabelle 6. Einige Daten von positiv abgeschlossenen Langzeitstudien mit β-Blockern

Autor	Veröffentlicht	aktive Substanz (Dosis mg/Tag)	Beginn nach MI	Dauer	Altersgrenze	Anzahl der Patienten	Kumulative Mortalität Placebo (%)	Reduktion der Gesamtmortalität (%)	Reduktion der Infarktrezidive
Wilhelmsson et al.	1974	Alprenolol (400)	5–8 Wo.	2 Jahre	57–67	230	12	50	11
Multicenter International	1975 1977	Practolol (400)	1–4 Wo.	1–3 Jahre	–70	3053	8*	20	23
Andersen et al.	1979	Alprenolol (10 iv; 400)	Akut	1 Jahr	alle Altersgruppen	282(198)	20(35)**	55(+37)**	n.v.***
Norwegian Study Group	1981	Timolol (20)	6–27 Tage	1–3 Jahre(17)	20–75	1884	22	39	28
Hjalmarson et al. et al.	1981	Metoprolol (15 iv; 200)	Akut	3 Mon.	40–75	1395	9	36	n.v.***
Betablocker Heart Attack Trial	1981	Propranolol (120–240)	5–21 Tage	12–30 Mon.	30–69	3837	10	26	n.v.***
Hansteen et al.	1982	Propranolol (160)	4–6 Tage	1 Jahr	35–70	560	13	32	24
Julian et al.	1982	Sotalol (320)	5–14 Tage	1 Jahr	30–69	1456	9	18	41

* Gesamtmortalität
** unter und über 65 Jahre
*** n.v. = nicht veröffentlicht

Nichtschlüssige Studien

Die Studien, die bis heute veröffentlicht wurden, sind in Tabelle 5 [36–42] aufgelistet. Einige dieser Untersuchungen wurden mit so wenigen Patienten durchgeführt, daß es zuwenig Enddaten gab, die ein vernünftiges Ergebnis hätten erbringen können [34, 39, 40]. Bei einigen Studien waren die Patientengruppen nicht repräsentativ, da die Placebomortalität wesentlich niedriger lag als bei einer nicht ausgewählten Patientengruppe zu erwarten wäre oder die Drop-out-Rate sehr hoch war [34, 36, 37, 38, 39].

Positive Studien

In Tabelle 6 sind einige Charakteristika der abgeschlossenen positiven Langzeitstudien aufgeführt [43–55]. In der Göteborger Alprenolol-Studie [43, 44] wurden 274 Frauen und Männer, die einen Myokardinfarkt erlitten hatten, nach ihrer Entlassung aus dem Krankenhaus auf die Eignung zur Teilnahme an der Studie untersucht. 44 Patienten wurden aufgrund von Kontraindikationen ausgeschlossen. Die restlichen 230 Patienten wurden in 4 verschiedene Subgruppen unterteilt und in jeder Subgruppe randomisiert entweder mit 400 mg Alprenolol täglich oder Placebo behandelt. Bei entsprechender Subgruppenanalyse gab es eine statistisch signifikante Reduktion der plötzlichen Todesfälle; die 50%ige Reduktion der Gesamtmortalität erreichte dieses Signifikanzniveau allerdings nicht (Tabelle 7).

Tabelle 7. Endpunkte bei der Göteborger Alprenolol-Studie [16, 17]

	Alprenolol	Placebo
Patientenzahl	114	116
Nichttödliche Infarktrezidive	16	18
Plötzlicher Herztod	3	11
Gesamte Todesfälle	7	14

Die internationale Practolol-Multizenterstudie zeigte einen Unterschied sowohl in Bezug auf die plötzlichen Todesfälle als auch auf die kardialen Todesfälle bei den Patienten, die in der Studie verblieben (Tabelle 8, [45, 52]). Analysierte man allerdings alle randomisierten Patienten, gab es keine Signifikanz mehr. Die niedrige Placebomortalität zeigte, daß die Patienten in Wirklichkeit nicht repräsentativ für alle Postinfarktfälle waren. Da Ausschlüsse vor der Studie nicht angegeben sind, ist es unmöglich, aus diesen Befunden allgemeine Schlüsse zu ziehen. Eine retrospektive Analyse zeigt, daß niedriges Körpergewicht, niedriger diastolischer Blutdruck vor der Randomisierung und die Lage des Infarktes wichtige Parameter für die Auswahl der Patienten mit optimalem Behandlungseffekt darstellen. Solche retrospektiven Analysen können aber niemals allein die Grundlage für eine Therapieempfehlung, sondern nur die Basis für neue Studien sein.

Tabelle 8. Endpunkte bei der Multizenterstudie mit Practolol [25]

	Practolol	Placebo	p <
Patientenzahl	1524	1514	
Kardial bedingte Todesfälle	83	110	0.04
Gesamte Todesfälle	94	117	0.09

Ziel der Kopenhagen-Studie [46] war, die Kurz- und Langzeitmortalität und die Auswirkungen einer frühen Behandlung zu untersuchen. Ebenso wollte man die Parameter, die eine Infarktausdehnung bestimmen und die Verträglichkeit von Alprenolol bei älteren Patienten näher kennenlernen. Nach Aufnahme in die kardiologische Intensivstation wurden die Patienten randomisiert mit Alprenolol oder Placebo i.v. behandelt. Daran anschließend wurden die Patienten in einem Follow-up-Zeitraum von einem Jahr nach der Aufnahme oral weiterbehandelt. Die Ausschlußkriterien wurden detailliert dargestellt. In den Gruppen unter 65 Jahren waren die Behandlungs- und Placebogruppen vergleichbar; für die Placebogruppe über 65 Jahren gab es eine schlechtere Prognose als für die Alprenolol-Gruppe (Tabelle 9). Für alle randomisierten Patienten wurde eine signifikante 50%ige Reduktion der Gesamtmortalität in der Gruppe unter 65 Jahren erzielt (Tabelle 10). Bei den Alprenololpatienten kam es zusätzlich zu einer Verringerung der ventrikulären Arrhythmien [54] und CPK-Freisetzung [55], insbesondere dann, wenn die Behandlung kurz nach Auftreten der Symptome eingeleitet wurde.

Tabelle 9. Die Kopenhagener Alprenolol-Studie. Patienten > 65 Jahre, Gruppe I–IV (19)

Klinische Daten	Alprenolol	Placebo
Patientenzahl	98	100
Männer	61 (62%)	55 (55%)
Frauen	37 (38%)	45 (45%)
Alter	74 ± 0.5	74 ± 0.5
Gesicherte Infarkte	70 (71%)	61 (61%)
Nicht gesicherte Infarkte	28 (29%)	39 (39%)
Früherer Infarkt	39 (40%)	28 (28%)
Hypertonie		
Angina pectoris	In beiden Gruppen	
Diabetes mellitus	gleiche Anzahl	

Tabelle 10. Befunde aus der Kopenhagener Alprenolol-Studie nach einem Jahr

	Alprenolol	Placebo	p <
≤ 65 Jahre			
Patientenzahl	140	142	
Anzahl der Todesfälle	13	29	0.01
≥ 65 Jahre			
Patientenzahl	98	100	
Anzahl der Todesfälle	48	35	n.s.

In der Patientengruppe über 65 Jahre gab es Unterschiede. So machten ethische Überlegungen einen frühzeitigen Aufnahmestop dieser Altersgruppe notwendig. Es gab hier keinen Unterschied zwischen der Alprenolol- und der Placebogruppe bezgl. der Gesamtmortalität. Das Ergebnis der Placebogruppe war aufgrund der hohen Zahl früherer Infarkte zu erwarten. Es war nicht möglich, innerhalb dieser Altersgruppe Patienten herauszufinden, die von einer Behandlung mit Alprenolol profitierten.

Die norwegische Timolol-Studie [47] zeigte eine klare Reduktion der Gesamtmortalität für alle randomisierten Patienten mit ähnlichen Tendenzen auch für alle repräsentierten Subgruppen. Die Studienanordnung war stratifiziert und beinhaltete eine große Anzahl von Patienten, die repräsentativ war für eine Durchschnittspopulation. Ebenso wurden alle Ausschlußkriterien vor Aufnahme in die Studie dargestellt. Die Gruppen waren wohlausgewogen, und die Analysen bestätigten, daß alle Unterschiede bezüglich der Patientencharakteristika bei der Timolol- und Placebogruppe die Ergebnisse nicht beeinflußten. Die Therapieabbrüche wurden definiert und aufgezeigt. Timolol reduzierte die Gesamtmortalität um 39% (Tabelle 11), die Anzahl der plötzlichen Todesfälle um 45% und die nicht-tödlichen Reinfarkte um 28%.

Tabelle 11. Befunde aus der Timolol-Studie [47]

	Timolol	Placebo	p <
Patientenzahl	945	939	
Todesfälle	98	152	0.001

Aus Tabelle 6 geht hervor, daß sich außer der Kopenhagen-Studie nur eine andere Studie [48] mit der wichtigen Frage auseinandergesetzt hat, ob eine frühe intravenöse Behandlung Vorteile bringt, die man in den Studien, in denen mit der Therapie erst nach mehreren Tagen begonnen wurde, nicht gesehen hat. In dieser Studie wurde der Effekt von Metoprolol und Placebo auf die Mortalität und auf Faktoren, die die Infarktgröße bestimmen bei Patienten mit gesichertem akuten Myokardinfarkt oder Infarktverdacht untersucht. Diese Studie wird in dieser Publikation später im Detail diskutiert. Die Behandlung wurde so früh wie möglich nach Ankunft im Krankenhaus begonnen und über 90 Tage fortgesetzt. 1395 Patienten wurden randomisiert. Es gab 62 Todesfälle in der Placebo-Gruppe (8,9%) und 40 Todesfälle in der Metoprolol-Gruppe (5,7%), eine Reduktion von 36%, die statistisch hochsignifikant war (Tabelle 12).

Tabelle 12. Befunde aus der Göteborger Metoprolol-Studie [21]

	Metoprolol	Placebo	$p <$
Patientenzahl	698	697	
Todesfälle	40	62	0.03

Nach der Publikation der Timolol- und Metoprolol-Studien wurden die Ergebnisse durch eine andere große Studie, die sog. β-Blocker Heart Attack Trial (BHAT-Studie, [49]), die mit Propranolol gemacht wurde, bestätigt. Insgesamt wurden 3882 Patienten randomisiert; somit ist dies die bisher größte β-Blocker-Postinfarkt-Studie (Tabelle 13). Ebenso wurden die Ausschlußkriterien vor Aufnahme in die Studie sorgfältig angeführt. Offensichtlich erfolgte vor der Studie ein Ausschluß der Hochrisikopatienten, nur 23% aller ins Krankenhaus eingelieferten Patienten nahmen an der Studie teil. Dies erklärt die niedrige Placebomortalität verglichen mit den zu erwartenden Daten.

Tabelle 13. Befunde aus der BHAT-Studie [22]

	Propranolol	Placebo	$p <$
Patientenzahl	1916	1921	
Todesfälle	138	188	0.005

Spätere Analysen haben gezeigt, daß ähnlich wie in der Timolol-Studie eine 28%ige Reduktion der nicht-tödlichen Reinfarktgruppe in der Propranolol-Gruppe erzielt wurde. Seit der Publikation der BHAT-Studie wurden zwei weitere Studien veröffentlicht mit Propranolol [50] und Sotalol [51]. Beide Studien konnten keine signifikante Reduktion der Gesamtmortalität unter allen randomisierten Patienten zeigen (Tabellen 14 und 15). In der Sotalol-Studie erreichte die Reduktion der nicht-tödlichen Infarkte, und in der Propranolol-Studie erreichte die Reduktion der plötzlichen Herztode statistische Signifikanz.

Tabelle 14. Befunde aus der norwegischen Propranolol-Studie

	Propranolol	Placebo	p <
Patientenzahl	278	282	
Todesfälle	25 (11)	37 (23)	0.12 (0.04)*

*Anzahl der plötzlichen Herztode

Tabelle 15. Befunde aus der Sotalol-Studie

	Sotalol	Placebo	p <
Patientenzahl	873	583	
Todesfälle	64	52	0.3

Klinisch-therapeutische Konsequenzen

Aus den Befunden dieser Studien können praktisch-therapeutische Behandlungsempfehlungen abgeleitet werden, die eine Reihe klinischer Fragen umfassen, die hier besprochen werden sollen. Für alle Substanzen, die nicht β-Blocker sind, können keine generellen Empfehlungen gemacht werden.

Reduktion von Mortalität und Reinfarkt

Acht positive prospektive Studien sprechen nun sehr stark dafür, daß chronische β-Blokkade während der Postinfarktphase die Gesamtmortalität effektiv senkt, insbesondere die Zahl der Todesfälle aufgrund myokardialer Ischämie (Tabelle 6). Nur eine Studie mit frühem Behandlungseintritt hat schlüssig eine Reduktion der Mortalität nachgewiesen [48], allerdings wird sie von einer anderen Studie unterstützt [46].

Nicht nur Todesfälle, sondern auch nicht-tödliche Reinfarkte können durch Langzeit-β-Blockade verhindert werden [47, 48, 49, 51]. Da auch ohne Behandlung die Mortalitätsrate über einen Zeitraum von mehreren Jahren nie die 50%-Marke überschreiten wird, ist es klar, daß in Bezug auf die Verhinderung von Todesfällen vielleicht einige Patienten unnötig behandelt werden.

Neben der Langzeitprophylaxe haben β-Blocker jedoch auch andere Indikationen, wie z.B. Hypertonie und Angina pectoris. Bei ungefähr 55% der Postinfarktpatienten findet man diese konventionellen Indikationen für β-Blocker. Somit werden also viel weniger Patienten unnötig mit β-Blockern behandelt als es auf den ersten Blick scheint [56].

Patientenauswahl

Im Idealfall sollten nur Patienten behandelt werden, die aller Wahrscheinlichkeit nach aus der Behandlung einen Nutzen ziehen können. Bei der Auswahl der Patienten, für die β-Blockade akut oder in der Langzeittherapie eine geeignete Behandlung darstellt, sind verschiedene Punkte zu berücksichtigen. Die konventionellen Kontraindikationen, die sich in der Akut- und Langzeitbehandlung etwas voneinander unterscheiden, müssen beachtet werden.

Zielgruppen

Es wurden verschiedene Methoden angewendet, um Patienten mit besonders hohem Mortalitätsrisiko herauszufinden. Heutzutage gibt es mehrere prognostische Modelle, die eine genaue Voraussage der Mortalität ermöglichen. In einem dieser Modelle wurde eine multiple logistische Regressionsanalyse angewandt (4), wobei 80% aller Todesfälle während eines Zeitraumes von 2 Jahren auf 30% aller Patienten begrenzt wurde. Es würde also ausreichen, die Hochrisikopatienten zu behandeln, um die Mortalität zu verringern. Allerdings steht das Risiko für nicht-tödliche Rezidivinfarkte in keinem Zusammenhang mit diesen Faktoren, sondern muß von anderen Variablen abhängig sein [2]. Einige dieser Faktoren sind bekannt, z.B. Zigarettenrauchen und Hypertonie. Es hat sich jedoch bisher als unmöglich herausgestellt, nicht-tödliche Rezidivinfarkte nach der Entlassung aus dem Krankenhaus mit hoher Genauigkeit vorauszusagen.

Weiterhin wird ein Patient, der einen nicht-tödlichen Rezidivinfarkt erleidet, automatisch einer Gruppe mit einer schlechteren Prognose zugeordnet. Deshalb ist es fast unmöglich, eine sinnvolle Zielgruppe herauszufinden. Es ist kaum möglich, Argumente gegen eine Langzeitbehandlung mit β-Blockern bei allen Postinfarktpatienten zu finden, es sei denn, es liegen Kontraindikationen vor.

Altersgrenzen

In der dänischen Alprenolol-Studie vermutete man einen ungünstigen Effekt bei Patienten über 65 Jahren, wenn mit der Behandlung früh begonnen wurde. In den Untersuchungen, die mit Metoprolol, Propranolol und Timolol gemacht wurden, konnte jedoch solch ein ungünstiger Effekt nicht beobachtet werden. Bei Anwendung entsprechender Ausschlußkriterien sollte man eine Behandlung von Patienten bis zu 75 Jahren befürworten.

Konventionelle Kontraindikationen

In der Göteborger Metoprolol-Studie und in der Alprenolol-Studie wurden 20 bzw. 15% aufgrund von konventionellen Kontraindikationen gegen akute oder Langzeitbehandlung mit β-Blockern ausgeschlossen. Diese Daten wurden auch von der Timolol-Studie bestätigt.

Behandlungsbeginn

Im Hinblick auf die Ergebnisse der zwei Studien, in denen frühzeitig intravenös β-Blocker gegeben wurden, ist es wahrscheinlich noch zu früh, um daraus den Schluß zu ziehen, daß eine routinemäßige intravenöse Therapie mit β-Blockern indiziert ist. Bezüglich anderer Indikationen, wie z.B. Schmerzminderung, Tachykardien, hoher Blutdruckwerte jedoch scheint eine intravenöse β-Blocker-Gabe sicher zu sein, wenn man die Standardkontraindikationen beachtet. Es ist also zu empfehlen, daß der Einsatz von β-Blockern bei allen Patienten nach 4 bis 5 Tagen im Krankenhaus und bei ausgewählten Patienten früher begonnen werden sollte. Die letzte Gruppe wird sich sicherlich vergrößern, wenn mit der frühen Behandlung mehr Erfahrungen gesammelt worden sind.

Dauer der Behandlung

Bei keiner dieser Studien überstieg die Follow-up-Periode einen Zeitraum von 36 Monaten. Mehrere Studien bestätigen, daß eine Behandlungsdauer von 2 Jahren angezeigt ist. Das relative Todesrisiko sinkt bei Postinfarktpatienten mit der Zeit nach dem Infarkt [1, 2]. Deshalb reduziert sich auch die Wichtigkeit einer prophylaktischen Behandlung mit der Zeit. Nach 2 Jahren sollte man deshalb Patienten unter vorbeugender Behandlung auf individueller Basis überprüfen. Bei Patienten mit Angina pectoris oder Hypertonie sollte die Behandlung beibehalten werden, bei den übrigen Patienten sollte die Behandlung schrittweise beendet werden.

Auswahl der Substanz

Der Mechanismus, der den mortalitätssenkenden Effekt der verschiedenen β-Blocker bewirkt, ist z.Zt. nicht bekannt. Deshalb ist es zu früh, einen allgemeinen sekundärpräventiven Effekt allen im Handel befindlichen β-Blockern zuzusprechen. Die verfügbaren β-Blocker unterscheiden sich bezgl. β_1- und β_2-Rezeptorenaffinität, intrinsic activity und membranstabilisierenden Eigenschaften. Es gibt nur eine einzige charakteristische Eigenschaft, die allen β-Blockern mit einem positiven Effekt auf Überlebensaussichten gemeinsam ist, nämlich die Fähigkeit, β_1-Rezeptoren zu blockieren. Wahrscheinlich ist für diese Wirkung nur die β_1-Blockade erforderlich. Dies bedeutet aber nicht, daß alle Substanzen, die in der Lage sind, β_1-Rezeptoren zu blockieren, auch in der Postinfarktprophylaxe wirksam sind.

Nebenwirkungen

Bisher liegen nur drei Studien vor, die ausreichend groß waren und in denen genügend Details aufgezeigt wurden, um eine abgewogene Beurteilung der Nebenwirkungen zuzulassen [45, 48, 49]. Diese Nebenwirkungen sind als gering anzusehen, wenn man die Wirkung auf Mortalität und Reinfarkt berücksichtigt.

Gesellschaftliche Aspekte

Nach Beendigung der Göteborger Alprenolol-Studie und der internationalen Practolol-Multizenterstudie wird Langzeitbehandlung mit β-Blockern bei Postinfarktpatienten in Göteborg seit 1975 routinemäßig durchgeführt. Es wurde untersucht, ob dieses Therapieregime irgend einen Einfluß auf die Langzeitmortalität zwischen 1968 und 1977 gehabt hat [57]. Über einen Zeitraum von 10 Jahren konnte ein signifikanter Rückgang der 2-Jahres-Mortalität nach Infarkt um 40% beobachtet werden, der sich auch nach Anpassung der Unterschiede in der Mortalität vor der Krankenhausaufnahme und nach Aufnahme ins Krankenhaus, der Veränderung von primären kardiovaskulären Risikofaktoren und der unterschiedlichen Patientenauswahl, der Rauchgewohnheiten, des Alters und der vorhergesagten Prognosen bestätigte. Die Ausweitung der Therapie mit β-Blockern ist der Faktor, der am überzeugendsten die Reduktion der Postinfarktmortalität erklären kann.

Literatur

1. Vedin A, Wilhelmsson C, Elmfeldt D, Säve-Söderbergh J, Tibblin G, Wilhelmsen L (1975) Deaths and non-fatal reinfarctions during two years' follow-up after myocardial infarction. A follow-up study of 440 patients discharged alive from hospital. Acta Med Scand 198:353–64
2. Vedin A, Wilhelmsen L, Wedel H, Pettersson B, Wilhelmsson C, Elmfeldt D, Tibblin G (1977) Prediction of deaths and reinfarctions after initial myocardial infarction. Acta Med Scand 201: 309–16
3. Amsterdam EA, Brocchini R, Vismara LA, Mason DT (1974) Sensitivity of portable monitoring and exercise stress in detection of ventricular arrhythmias in coronary patients. Circulation 49/50, suppl. 3:111–213
4. Bergstrand R, Vedin A, Wilhelmsson C, Wilhelmsen L (1982) Incidence and prognosis of acute myocardial infarction among men below age 40 in Göteborg, Sweden. Eur Heart J (In press)
5. Mitchell JRA (1981) Anticoagulants in coronary heart disease – retrospect and prospect. Lancet 1:257–262
6. Seaman AJ, Griswold HE, Beaume RB, et al. (1969) Long-term anticoagulant prophylaxis after myocardial infarction. N Engl J Med 281:115–119
7. The Sixty Plus Reinfarction Study Research Group (1980) A double-blind trial to assess long-term oral anticoagulant therapy in elderly patients after myocardial infarction. Lancet 2:989–993
8. Elwood PC, Cochrane AL, Burr ML, et al. (1974) A randomized controlled trial of acetylsalisylic acid in the secondary prevention of mortality from myocardial infarction. Br Med J 1:436–440
9. The coronary Drug Project Research Group (1976) Aspirin in coronary heart disease. J Chron Dis 29:625–642
10. Breddin K (1977) Multicenter two-year prospective study on the prevention of secondary myocardial infarction by ASA in comparison with phenprocoumon and placebo. In: Boissel JP, Klimt CR (eds) Multicenter Controlled Trials Principles and Problems. Paris, INSERM, p 79
11. Breddin K, Loew D, Lechner K, Uberla K, Walter L (1979) Secondary prevention of myocardial infarction. Comparison of acetylsalicylic acid, phenprocoumon and placebo. A multicenter two-year prospective study. Thromb Haemost 40:225–236
12. Elwood PC, Sweetnam PM (1979) Aspirin and secondary mortality after myocardial infarction. Lancet 2:1313–1315
13. Aspirin Myocardial Infarction Study Research Group (1980) A randomized controlled trial of persons recovered from myocardial infarction. JAMA 243:661–669

14. The Persantine Aspirin Reinfarction Trial Research Group (1980) Persantine and aspirin in coronary heart disease. Circulation 62:449–461
15. The Anturane Reinfarction Trial Research Group (1978) Sulfinpyrazone in the prevention of cardiac death after myocardial infarction. N Engl J Med 298:289–295
16. The Anturane Reinfarction Trial Research Group (1980) Sulfinpyrazone in the prevention of sudden death after myocardial infarction. N Engl J Med 302:250–256
17. Temple R, Pledger GW (1980) The FDA's critique of the Anturane Reinfarction Trial. N Engl J Med 303:1488–1492
18. Anturan Reinfarction Italian Study Group (1982) Sulphinpyrazone in post-myocardial infarction. Lancet 1:237–242
19. The Pooling Project Research Group (1978) Relationship of blood pressure, serum cholesterol, smoking habit, relative weight and ECG abnormalities to incidence of major coronary events: Final report of the Pooling Project. J Chron Dis 31:201–306
20. Ulvenstam G, Bergstrand R, Johansson S, Vedin A, Wilhelmsson C, Wedel H, Aberg A & Wilhelmsen L (To be published) Prognostic importance of cholesterol levels after myocardial infarction.
21. Stamler J, Pick R, Katz LN, et al. (1963) Effectiveness of estrogens for therapy of myocardial infarction in middle-age men. JAMA 183:632–638
22. The Coronary Drug Project Research Group (1970) Initial findings leading to modifications of its research protocol. JAMA 214:1303–1313
23. The Coronary Drug Project Research Group (1972) Findings leading to further modifications of its protocol with respect to dextrothyroxine. JAMA 220:996–1008
24. The Coronary Drug Project Research Group (1973) Findings leading to discontinuation of the 2.5 mg/day estrogen group. JAMA 226:652–656
25. The Coronary Drug Project Research Group (1975) Clofibrate and niacin in coronary heart disease. JAMA 231:360–381
26. Detre KM, Shaw L (1974) Long-term changes of serum cholesterol with cholesterol-altering drugs in patients with coronary heart disease: Veterans Administration Drug-Lipid Cooperative Study. Circulation 50:998–1005
27. Five-year Study by a Group of Physicians of the Newcastle upon Tyne Region (1971) Trial of clofibrate in the treatment of ischaemic heart disease. Br med J 4:767–775
28. Report by a Research Committee of the Scottish Society of Physicians (1971) Ischaemic heart disease: A secondary prevention trial using clofibrate. Br Med J 4:775–784
29. Dewar HA, Oliver MF (1971) Secondary preventions using clofibrate: A joint commentary on the Newcastle and Scottish trials. Br Med J 4:784–786
30. Report of the Committee of Principal Investigators (1980) WHO cooperative trial on primary prevention of ischemic heart disease using clofibrate to lower serum cholesterol: Mortality follow-up. Lancet 2:379–385
31. Collaborative Group (1971) Phenytoin after recovery from myocardial infarction: Controlled trial in 568 patients. Lancet 2:1055–1057
32. Ryden L, Arnman K, Conradson T-B, et al. (1980) Prophylaxis of ventricular tachyarrhythmias with intravenous and oral tocainide in patients with and recovering from acute myocardial infarction. Am Heart J 100:1006–1012
33. Bastian BC, McFarland PW, McLauchlan JH, et al. (1980) A prospective randomized trial of tocainide in patients following myocardial infarction. Am Heart J 100:1017–1022
34. Chamberlain DA, Jewitt DE, Julian DG, et al. (1980) Oral mexiletine in high-risk patients after myocardial infarction. Lancet 2:1324–1327
35. Van Durme JP, Hagemeijer F, Bogaert M, et al. (1977) Chronic antidysrhythmic treatment after myocardial infarction. Design of the Gent-Rotterdam Aprindine Study. In: Boissel JP, Klimt CR (eds) Multicenter Controlled Trials: Principles and Problems. Paris, INSERM, p 43
36. Reynolds JL, Whitlock RML (1972) Effects of beta-adrenergic receptor blocker in myocardial infarction treated for one year from onset. Br Heart J 34:252–59
37. Barber JM, Boyle DM, Chatuverdi NC, Singh N, Walsh MJ (1975) Practolol in acute myocardial infarction. Acta Med Scand. Suppl 587:213–16
38. Wilcox RG, Roland JM, Banks DC, Hampton JRA (1980) Randomised trial comparing atenolol with propranolol in immediate treatment of suspected myocardial infarction. Br Med J 1:885–88

39. Wilcox RG, Rowley JM, Hampton JR, Mitchell JRA, Roland JM, Banks DC (1980) Randomised placebo-controlled trial comparing oxprenolol with disopyramide phosphate in immediate treatment of suspected myocardial infarction. Lancet II:765–69
40. Baber NS, Wainwright-Evans D, Howitt G, Thomas M, Wilson C, Lewis JA, Dawes PM, Handler K, Tuson R (1980) Multicentre post-infarction trial of propranolol in 49 hospitals in the United Kingdom, Italy and Yugoslavia. Br Heart J 44:96–100
41. Coronary Prevention Research Group (1981) An early intervention secondary prevention study with oxprenolol following myocardial infarction. Eur Heart J 2:389–93
42. Mc Illmoyle L, Evans A, McC Boyle D, Cran G, Barber JM, Elwood H, Salathia K, Shanks R (1982) Early intervention in myocardial ischemia. Br Heart J 47:189
43. Wilhelmsson C, Vedin A, Wilhelmsen L, Tibblin G, Werkö L (1974) Reduction of sudden deaths after myocardial infarction by treatment with alprenolol. Lancet II:1157–60
44. Vedin A, Wilhelmsson C, Werkö L (1975) Alprenolol after myocardial infarction. Acta Med Scand suppl. 575:1–56
45. A Multicentre International Study (1975) Improvement in prognosis of myocardial infarction by long-term beta-adrenoceptor blockade using practolol. Br Med J 1:735–40
46. Andersen M, Bechsgaard P, Fredriksen J, et al. (1979) The effect of alprenolol on mortality among patients with definite or suspected acute myocardial infarction. Lancet II:865–68
47. Norwegian Study Group (1981) Timolol-induced reduction in mortality and reinfarction in patients surviving acute myocardial infarction. New Engl J Med 304:801–7
48. Hjalmarson A, Elmfeldt D, Herlitz J, et al. (1981) Effects on mortality of metoprolol in acute myocardial infarction. A double-blind randomized trial. Lancet II:823–27
49. Beta-Blocker Heart Attack Trial Research Group (1982) A randomized trial of propranolol in patients with acute myocardial infarction. I. Mortality results. JAMA 247:1707–14
50. Hansteen V, Mønicker E, Lorentsen E, et al. (1982) One year's treatment with propranolol after myocardial infarction: Preliminary report of Norwegian multicentre trial. Br Med J 284: 155–60
51. Julian DG, Jackson FS, Prescott RJ, Sekely P (1982) Controlled trial of sotalol for one year ater myocardial infarction. Lancet I:1142–47
52. Hampton JR (1981) The use of beta-blockers for the reduction of mortality after myocardial infarction. Eur Heart J 2:259–68
53. Chamberlain DA (1978) The effect of beta blockade on mortality after myocardial infarction. In: Mäurer W, Schömig A, Dietz R, Lichtlen P (eds) Beta Blockade 1977. Georg Thieme, Stuttgart, pp 303–10
54. Pederson F, Rasmussen S (1982) Prophylactic effect of alprenolol on ventricular arrhythmias during the in-patient phase of acute myocardial infarction. Acta Med Scand. In press
55. Jürgensen HJ, Fredriksen J, Hansen DA, et al. (1981) Limitation of myocardial infarct size in patients less than 66 years treated with alprenolol. Br Heart J 45:583–88
56. Wilhelmsson C, Vedin A, Wilhelmsen L (1982) Costbenefit aspects of postmyocardial infarction intervention. Acta Med Scand 210, suppl. 651:317–20
57. Vedin A, Wilhelmsson C, Bergstrand R, et al. (1982) Secular trends in survival after myocardial infarction. American Heart Association, 22nd Conference on Cardiovascular Disease Epidemiology. March 5–7, San Antonio, Texas

Der Effekt von Metoprolol auf die Mortalität und Morbidität beim akuten Myokardinfarkt

A. Hjalmarson, J. Herlitz, S. Holmberg, L. Rydén, K. Swedberg, J. A. Vedin, F. Waagstein, A. Waldenström, J. Waldenström, H. Wedel, L. Wilhelmsen und C. E. Wilhelmsson

Zusammenfassung

In der vorliegenden Studie wurden 1395 Patienten mit Verdacht auf akuten Myokardinfarkt 90 Tage doppelblind mit Placebo (697 Patienten) und Metoprolol (698 Patienten; 15 mg i.v. + 200 mg/Tag) behandelt. Während dieser Zeit zählte man 62 Todesfälle (8,9%) in der Placebo-Gruppe und 40 Todesfälle (5,7%) in der Metoprolol-Gruppe, was eine Verringerung der Mortalität um 36% ($p < 0{,}03$) in der Metoprololgruppe bedeutet. Dieses Ergebnis wurde ohne Berücksichtigung von Alter, vorhergegangenem Infarkt oder zuvor erhaltener chronischer β-Blockade erzielt. Alle Todesfälle waren kardiovaskulärer Art. Metoprolol scheint alle klassifizierten Todesarten zu reduzieren. Nach drei Monaten wurde allen Patienten eine offene Behandlung mit Metoprolol empfohlen. Ein Unterschied in der Mortalität beider Gruppen war auch noch nach einem Jahr erkennbar.

Der frühe Einsatz von Metoprolol ($\ll 12$ Stunden) hatte einen präventiven Einfluß auf das Infarktgeschehen während der ersten drei Tage. Bei allen Patienten verringerte Metoprolol das Auftreten von Reinfarkten vom 4.–90. Tag um 35%. Außerdem verminderte Metoprolol das Entstehen von Kammerflimmern (6 Patienten in der Metoprololgruppe und 17 Patienten in der Placebogruppe). Die Verträglichkeit wurde als sehr gut beurteilt. In beiden Gruppen mußte die gleiche Anzahl an Patienten (19%) aus der Studie genommen werden. In der Metoprololgruppe wurde ein geringerer Verbrauch an Lidocain, Furosemid und Analgetika festgestellt. Metoprolol reduzierte die Dreimonatsmortalität und zeigte einen positiven Einfluß auf Infarktgröße und Arrhythmien.

Einführung

Während der letzten 10 Jahre wurden die β_1-selektiven Rezeptorenblocker Practolol und Metoprolol bei Patienten mit zu erwartendem oder akutem Myokardinfarkt in Göteborg eingesetzt. 1975 wurden mehr als 500 Patienten mit akutem Myokardinfarkt mit β-Blockern behandelt. Unsere Erfahrung damals war, daß die β-Blockade eine Reduktion der Herzarbeit, der myokardialen Stoffwechselbelastung, der Brustschmerzen und der ischämischen ST-Streckenhebung bewirkt [1, 2].

Untersuchungen an Tieren haben gezeigt, daß die frühe Gabe von β-Rezeptorenblokkern das ischämische Myokard schützen und die Infarktgröße einschränken können [3, 4].

Seit der ersten Veröffentlichung von Snow 1965 [5], der zeigte, daß Propranolol während der ersten Wochen nach einem Myokardinfarkt die Mortalitätsrate reduziert, wurde von einer Reihe negativer Studien berichtet. Ein erster positiver Bericht erschien

1974 über eine Doppelblinduntersuchung mit Alprenolol und Placebo, die in den ersten zwei Jahren nach einem Myokardinfarkt gegeben wurden [6]. In dieser Studie kam es zu einer Reduktion der Todesfälle innerhalb 24 Stunden nach Auftreten der Symptome, während der Effekt auf die Gesamtmortalität keine statistische Signifikanz erreichte. Ein Jahr später wurde in einer Postinfarktstudie mit Practolol mit mehr als 3000 Patienten festgestellt, daß Practolol die kardialen Todesfälle reduzierte [7].

Die Hauptzielsetzung dieser Studie war, zu untersuchen, ob Metoprolol die Dreimonatsmortalität verringern würde. Weiterhin sollte die Wirkung auf Infarktgröße und Arrhythmien beobachtet werden. Aufgrund der Alprenololstudie in Göteborg [6] und der Multicenterstudie mit Practolol [7] wurde von dem ethischen Komitee der Universität Göteborg gefordert, daß eine placebokontrollierte Behandlung nach akutem Myokardinfarkt länger als drei Monate aus ethischen Gründen nicht vertretbar ist. Nach drei Monaten Doppelblindbehandlung mußten deshalb alle Patienten ohne Kontraindikationen für einen β-Blocker einer offenen Behandlung mit Metoprolol für mindestens zwei Jahre zugeführt werden.

Methoden

Einzelheiten bezüglich des Patientengutes und der angewandten Methoden wurden kürzlich veröffentlicht [8]. In der jetzigen Veröffentlichung wird eine kurze Zusammenfassung des Materials und der Methoden gegeben.

Sämtliche Patienten wurden so schnell wie möglich nach Ankunft im Krankenhaus im Hinblick auf eine eventuelle Aufnahme in die Prüfung nach folgenden Merkmalen bewertet:

1. Wohnsitz im Aufnahmegebiet.
2. Plötzlich einsetzender Brustschmerz von mindestens 30 Minuten Dauer, Zeichen im EKG, die auf einen akuten Herzinfarkt während der vergangenen 48 Stunden hinweisen.
3. Alter zwischen 40 und 74 Jahren.

Insgesamt erfüllten 2619 Patienten die Aufnahmekriterien. Sie wurden im Hinblick auf eventuellen Ausschluß ausgewertet (Tabelle 1). Im Anschluß an das Auswahlverfahren wurden 1395 Patienten randomisiert der Doppelblind Behandlung zugeordnet. 697 Patienten bekamen Placebo und 698 Metoprolol. Die Patienten wurden gemäß den folgenden Kriterien in Risikogruppen eingeteilt. Alter 40–69 Jahre und 70–74 Jahre, vorangegangener Herzinfarkt, chronische β-Blockade und klinische Befunde bei der Aufnahme (Tabelle 2).

Die Behandlung wurde so schnell wie möglich nach der Aufnahme ins Krankenhaus begonnen. Es wurden 15 mg (7,5 ml) Metoprolol oder 7,5 ml Placebo (Kochsalzlösung) i.v. verabreicht (schnelle Injektion von 2,5 ml in zweiminütigen Intervallen). Wurde die volle Dosis vertragen, erfolgte die Gabe einer halben Tablette 15 Minuten nach Abschluß der Injektionen und dann jeweils alle 6 Stunden über 48 Stunden. Danach wurde alle 12 Stunden eine Tablette gegeben (Placebo oder Metoprolol 100 mg).

Tabelle 1. Auswahl von Patienten für die Studie

Auswahl			Fallzahl	%
Zahl der Patienten, die sich für die Studie eigneten			2.802	
Zahl der Patienten, die an anderen Studien teilnahmen			183	
Zahl der Patienten, die zur Aufnahme ausgewertet wurden			2.619	
Zahl der Patienten, die aufgrund von Kontraindikationen nicht in die Studie aufgenommen wurden			1.224	(47)
Kontraindikationen zur Beta-Blockade			353	(28)
Kardiovaskuläre		311 (25)		
Hypotonie (< 100 mmHg)	64 (5)			
Bradykardie (< 45 Schläge/ Min.)	21 (2)			
Herzinsuffizienz (basale Geräusche > 10 cm, schlechte periphere Durchblutung, Schock)	183 (15)			
AV-Block	44 (3)			
Bronchialasthma		42 (3)		
Bedarf an Beta-Blockade			257	(21)
Schwere oder mehrfache Erkrankung			92	(8)
Administrative Gründe			510	(42)
Verweigerung der Teilnahme		131 (11)		
Psychische Erkrankung, Alkoholismus		126 (10)		
Chronisches Vorhofflimmern		67 (5)		
Schrittmacher bei Aufnahme ins Krankenhaus		43 (4)		
Auswärtiger Wohnsitz oder Sprachprobleme		43(4)		
Geplante oder bereits durchgeführte Bypass-Operatione		38 (3)		
Geringfügige kardiovaskuläre Nebenwirkungen nach Beta-Blockade		27 (2)		
Verwirrt oder bewußtlos		20 (2)		
Bei Krankenhausaufnahme mit Ca^{++} -Antagonisten behandelt		15 (1)		
Gründe liegen nicht vor			12	(1)
Blindbehandlung randomisiert zugeteilt			1.395	(53)

Die Prozentzahl von 2619 Patienten ist für die Anzahl Patienten, die aufgrund von Kontraindikationen ausgeschlossen bzw. diejenigen, die randomisiert wurden, angegeben. Die Zahlen in allen anderen Klammern geben die Prozentzahl derer, die von der Aufnahme in die Studie ausgeschlossen wurden, an

Tabelle 2. Patientenprofil. Vergleich zwischen Placebo und Metoprolol

Merkmale	Behandlungsgruppe Placebo (n=697) (%)	Metoprolol (n=698) (%)
Geschlecht		
Männer	76,2	75,5
Frauen	23,8	24,4
Alter		
〈 64 Jahre	65,0	66,5
65–74 Jahre	35,0	33,5
Klinische Anamnese		
Vorangegangener Infarkt	22,7	21,2
Angina pectoris (5)[a]	34,7	35,7
Hypertonie	29,7	29,1
Behandlung vor der Aufnahme		
Digitalis(6)	12,9	12,5
Diuretika (5)	18,7	18,7
Beta-Blocker	25,4	25,2
Klinischer Zustand bei der Aufnahme		
Lungengeräusche	9,0	11,6
EKG-Symptome eines Infarkts (1)	47,8	49,9
Herzfrequenz 〉 100 Schläge/Min. (1)	6,2	4,7
Systolischer Blutdruck 〈 100 mmHg (2)	4,4	3,3
Dyspnoe bei Beginn des Schmerzes (29)	30,8	28,8
Behandlung im Krankenhaus vor der Blindinjektion		
Morphium (3)	53,9	53,6
Atropin (3)	3,5	2,9
Isoprenalin oder Analoga (2)	0,0	0,0
Diuretika (3)	9,8	10,8
Digitalis (3)	1,9	2,3
Lidocain (3)	2,7	2,3
Beta-Blocker oder Verapamil (5)	1,6	2,2
Mittleres Alter ± mittlere Standardabweichung	60,0 ± 0,3	60,0 ± 0,3
Mittlere Zeit vom Beginn der Symptome bis zur Blindinjektion ± mittlere Standardabweichung (16)	11,4 ± 0,4	11,1 ± 0,4

[a]Die Zahl der nicht vorliegenden Angaben wird in Klammern angegeben

1363 Patienten bekamen die volle i.v.-Dosis, 32 Patienten konnten die volle Dosis nicht vertragen (Placebo 12 Patienten, Metoprolol 20 Patienten). Bei der Aufnahme wurde ein Standard-EKG mit 12 Ableitungen und ein besonderes "Precordial mapping" mit 24 Elektroden bei einer Papiergeschwindigkeit von 50 mm/s. geschrieben. Das "Precordial mapping" wurde am 4. Prüfungstag wiederholt. Während der ersten drei Tage wurde jeden Morgen ein Standard-EKG mit 12 Ableitungen aufgezeichnet und Blutproben zur Bestimmung der Transaminasen entnommen. Die Laktatdehydrogenase LD I + II wurde drei Tage lang in 12stündigen Intervallen bestimmt. In einer Untergruppe, die 30% aller Patienten enthielt, wurde für 48 Stunden alle 6 Stunden die Kreatininphosphokinase bestimmt (Gesamt – CK + CK – B). Zur Diagnose eines bestätigten Herzinfarktes mußten zwei der folgenden drei Kriterien erfüllt werden:

1. Brustschmerz von mindestens 15 Minuten Dauer.
2. Erhöhung der Q-Wellen oder ST-Streckenhebung gefolgt von einer T-Wellenumkehr in mindestens zwei Ableitungen eines Zwölf-Kanal-Standard-EKGs.
3. Zwei Serum-Aspartat-Amino-Transferase(ASAT)-Werte doppelt so hoch wie normal in Kombination mit niedrigeren oder normalen Serum-Alanine-Amino-Transferase (ALAT)-Werten.

Die Gründe für den Abbruch der Tabletteneinnahme (sowohl bei Metoprolol als auch bei Placebo) sind in Tabelle 3 wiedergegeben. Nach der Entlassung aus dem Krankenhaus wurden alle Patienten in einer besonderen Klinik des Projektes ambulant weiter beobachtet. Bei zwei dieser Untersuchungen, etwa 4 Wochen und 3 Monate nach der ersten Einlieferung ins Krankenhaus wurde ein EDV-Formblatt ausgefüllt. Alle Todesfälle innerhalb 90 Tagen nach Beginn der Blindbehandlung wurden von einem unabhängigen Sicherheitskontrollkomitee (1 Statistiker und 3 Ärzte, die sonst nicht an der Studie beteiligt waren) registriert und klassifiziert.

Ergebnisse

Mortalität

Wie man der Abb. 1 entnehmen kann, liegt die kumulierte Anzahl von Todesfällen in der Metoprololgruppe deutlich niedriger als in der Placebogruppe. In der Placebogruppe gab es 62 Todesfälle (8,9%), in der Metoprololgruppe 40 Todesfälle (5,7%). Das entspricht einer Reduktion von 36% (in einem "two taled test" ergibt sich für diesen Unterschied ein $p < 0{,}03$ ($p = 0{,}030$ beim Fischer-Exakt-Test; $p = 0{,}024$ nach der Mantel-Haenszel-Methode). Analysiert man die Anpassung der Gruppen hinsichtlich der Unterschiede in den Basismerkmalen, einschließlich vorangegangener Herzinfarkte, Alter, Verzögerung, Lungengeräusche und Infarktzeichen im EKG, ergibt sich nach der Cox-Analyse ein p-Wert $< 0{,}015$.

Die Gesamtmortalität in jeder Risikogruppe wird in der Tabelle 4 dargestellt. Wie daraus hervorgeht, bewirkte Metoprolol eine signifikante Abnahme der Dreimonats-

Tabelle 3. Zahl der Patienten, die aus allen Gründen einschließlich des Todes aus der Prüfung ausgeschlossen wurden

Gründe für den Ausschluß	Fallzahl (%), die aus den beiden Gruppen ausgeschlossen wurden		
	Placebo (n=686)	Metoprolol (n=686)	Signifikanz (p)
Kardiovaskuläre			
Hypotonie (< 90 mmHg)	13 (1,9)	29 (4,2)	0,018
Bradykardie (< 40 Schläge/Min.)	5 (0,7)	18 (2,6)	0,011
Herzinsuffizienz	7 (1,0)	4 (0,6)	
AV-Block II oder III	11 (1,6)	16 (2,3)	> 0,2
Bedarf an Beta-Blockade aufgrund von			
Angina pectoris	28 (4,1)	14 (2,0)	0,04
Hypertonie	4 (0,6)	2 (0,3)	
Arrhyhtmien	13 (1,9)	1 (0,1)	0,003
anderen Ursachen (subjektiven Bedarfs, Tremors usw.)	5 (0,7)	4 (0,6)	
Andere			
Nebenwirkungen	22 (3,2)	22 (3,2)	> 0,2
Abgeneigtheit	5 (0,7)	5 (0,7)	
andere Ursachen	14 (2,0)	11 (1,6)	> 0,2
unbekannt	4 (0,6)	5 (0,7)	
Gesamtzahl	131 (19,1)	131 (19,1)	> 0,2
Fehlende Angaben	11	12	> 0,2

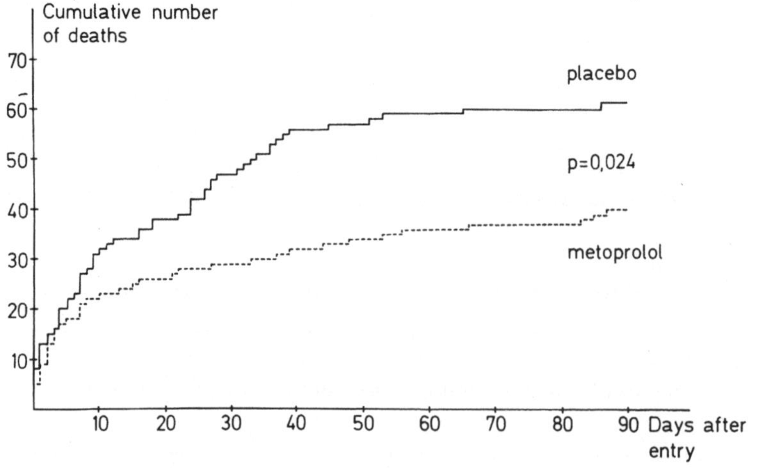

Abb. 1. Kumulative Zahl der Todesfälle bei allen Patienten, die der Behandlung mit Metoprolol und Placebo randomisiert zugeteilt wurden. Der p-Wert wurde gemäß Mantel-Haenszel berechnet [8]

Tabelle 4. Gesamtzahl der Todesfälle von allen Patienten, die randomisiert und Untergruppen zugeteilt wurden

Patientengruppe	Zahl der Todesfälle (%) in Gruppen		Signifikanz (p)	Effekt[a] (%)
	Placebo	Metoprolol		
Alle Patienten	62/697 (8,9)	40/698 (5,7)	0,030	36
Kein früherer Infarkt in der Anamnese	44/539 (8,2)	30/550 (5,5)	0,101	33
Infarkt in der Anamnese	18/158 (11,4)	10/148 (6,8)	〉0,20	41
Nicht unter chronischer β-Blocker-Behandlung bei der Aufnahme	46/520 (8,8)	30/522 (5,7)	0,071	35
Chronische β-Blocker-Behandlung bei der Auf Aufnahme	16/177 (9,0)	10/176 (5,7)	〉0.20	37
Alter 40–69 Jahre	51/627 (8,1)	32/629 (5,1)	0.039	37
Alter 70–74 Jahre	11/70 (15,7)	8/69 (11,6)	〉0,20	26
Alter 40–64 Jahre[b]	26/453 (5,7)	21/464 (4,5)	〉0,20	21
Alter 65–74 Jahre[b]	36/244 (14,8)	19/234 (8,1)	0,032	45
Definitiver Herzinfarkt[b]	56/410 (13,7)	36/399 (9,0)	0,046	34
Kein definitiver Herzinfarkt[b]	6/287 (2,1)	4/299 (1,3)	〉0,20	36

[a]Prozentuale Reduktion der Mortalität = $\frac{\text{(Mortalitätsrate Placebo – Mortalitätsrate Metoprolol)}}{\text{Mortalitätsrate Placebo}}$

[b]Analyse von retrospektiv gebildeten Untergruppen

mortalität bei 36% aller Patienten, bei denen im Alter zwischen 40 und 69 Jahren um 37%, bei 65 bis 74 Jahre alten Patienten um 45% und bei den Patienten, die einen gesicherten Infarkt entwickelten, um 34%. Eine ähnliche Reduktion der Mortalitätswerte durch Metoprolol wurde auch in den anderen Untergruppen beobachtet (Tabelle 5) [8].

Klassifizierung der Todesfälle

Aus Tabelle 6 ist ersichtlich, daß die meisten Todesfälle während der ersten Aufnahme im Krankenhaus geschahen. Alle Todesfälle waren kardiovaskulärer Art (1 Todesfall in der Placebogruppe war auf eine Aortablutung zurückzuführen). Es kam zu 15 Todesfällen in der Placebogruppe und 9 in der Metoprololgruppe aufgrund eines späten ersten Infarktes oder eines Reinfarktes. Die Todesfälle im Krankenhaus wurden nach ihren klinischen Befunden eingeteilt wobei in 75% der Fälle eine Autopsie durchgeführt wurde.

Tabelle 5. 90-Tage-Mortalität in den verschiedenen Altersgruppen

Jahre	Placebo		Metoprolol	
	n	%	n	%
< 60	16/316[a]	5,1	7/305	2,3
60–69	35/311	11,2	25/324	7,7
70–75	11/70	15,7	8/69	11,6

[a]Anzahl der Todesfälle/Gesamtzahl der Patienten

Tabelle 6. Klassifizierung der Todesfälle

Daten basieren auf	Klassifizierung der Todesfälle	Placebo	Metoprolol
Krankenhaus- und Autopsieberichte		n = 62	n = 40
	Im Krankenhaus		
	Erstaufnahme	40 (64)[a]	29 (72)
	Zweitaufnahme	11 (18)	6 (15)
	Außerhalb des Krankenhauses	11 (18)	5 (13)
	Kardiovaskulärer Art	62 (100)	40 (100)
	Kardialer Art	62 (100)	39 (97)
	Tödlicher Spätinfarkt	15 (24)	9 (23
Krankenhausberichte		n = 51[b]	n = 35[b]
	Herzinsuffizienz im fortgeschrittenen Stadium	25 (49)	12 (36)
	Schock	25 (49)	15 (43)
	Bedrohliche Arrhythmien oder Überleitungsstörungen	18 (35)	13 (36)
Autopsieberichte		n = 47[c]	n = 33[c]
	Ventrikelruptur	15 (32)	10 (31)

[a]Todesfälle in Prozent
[b]Todesfälle im Krankenhaus n = 51 (82%), n = 35 (87%)
[c]Autopsie n = 47 (76%), n = 33 (82%)

Für alle Untergruppen wurde eine geringere Mortalität in der Metoprololgruppe festgestellt. In den meisten Fällen war das Verhältnis Placebo- zu Metoprololmortalität in den Untergruppen ähnlich wie bei der Gesamtmortalität (62 versus 40 Todesfälle). Metoprolol scheint alle Arten von kardiovaskulären Todesfällen bei dieser Population zu reduzieren. Ein möglicher Mechanismus hierfür könnte die Reduktion der Schwere der myokardialen Ischämie sein.

Effekt auf die Infarktentwicklung

Infarkt nach Index (innerhalb 42 Stunden)

Wie aus der Tabelle 7 ersichtlich, war die Zahl der Patienten, die einen definierten Infarkt nach Index entwickelten, sowohl in der Placebo als auch in der Metoprololgruppe gleich. Die Zahl der Patienten, die innerhalb von 12 Stunden nach Auftreten des Schmerzes einen definierten Infarkt nach Index entwickelten, war in der Metoprololgruppe um 10% niedriger als in der Placebogruppe (p = 0,062). Der Einsatz von Metoprolol innerhalb von 12 Stunden nach Auftreten der Schmerzen führt zu einer Reduktion der maximalen Serumkonzentration der LD I + II im Vergleich zu der Placebo-Gruppe. Dies ist auf eine Begrenzung des Infarktgeschehens zurückzuführen. Wenn die Behandlung später als 12 Stunden nach Auftreten der Schmerzen begonnen wurde, konnte dieser Effekt von Metoprolol nicht festgestellt werden [9]. Bei Patienten, die innerhalb von 12 Stunden behandelt wurden und die eine Ausgangsfrequenz von $>$ 70 Schlägen pro Minute hatten, kam es zu einer 16% geringeren Entwicklung von Infarkten nach Indices in der Metoprololgruppe als in der Placebogruppe (p $<$ 0,016). Daraus ist zu schließen, daß der frühe Einsatz von Metoprolol nach Auftreten von Brustschmerzen besonders bei Patienten mit erhöhter Herzfrequenz einen präventiven Effekt auf die Infarktentwicklung hat.

Später Myokardinfarkt (Tag 4–90)

Alle Patienten, die einen gesicherten Myokardinfarkt innerhalb der nächsten 4–90 Tagen entwickelten, sind der Abb. 2 zu entnehmen. Metoprolol bewirkte eine 35%ige Reduktion der Infarktentwicklung. Diese Zahl beinhaltet auch die Patienten mit einem späten ersten Infarkt (ohne Infarkt nach Indices innerhalb 42 Stunden) und solche mit Reinfarkt mit einem vorausgegangenen Infarkt nach Indices. 39 Patienten in der Placebogruppe entwickelten innerhalb von 4–90 Tagen einen gesicherten nicht tödlichen Myokardinfarkt, im Vergleich zu 26 Patienten in der Metoprololgruppe. Dies bedeutet eine Reduktion um 34% (p = 0,122). Daraus ist zu schließen, daß die prophylaktische Gabe von Metoprolol vor der Entwicklung eines späteren Myokardinfarktes schützt. Dies gilt sowohl für den tödlichen als auch für den nichttödlichen Infarkt.

Tabelle 7. Der Effekt auf die Infarktentwicklung

	Placebo (%)	Metoprolol (%)	Effekt (%)	Signifikanz (p)
Alle Patienten	58,8	57,2	2	0,2
≤ 12 Std.	60,7	54,7	10	0,062
> 12 Std.	54,7	62,5	–14	0,123
≤ 12 Std. Schläge/Min.	69,5	58,7	16	0,016

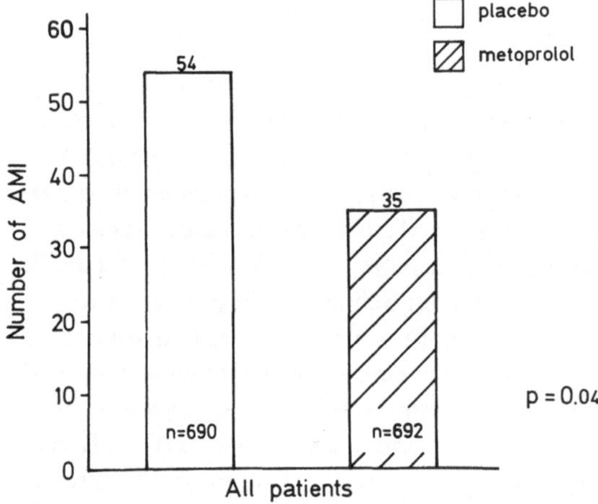

Abb. 2. Anzahl der Patienten, die innerhalb von 4–90 Tagen einen gesicherten, sowohl tödlichen als auch nicht tödlichen Infarkt entwickelten. Desweiteren sind in dieser Gruppe auch die Patienten enthalten, die einen späten ersten Infarkt, und die Patienten, die einen Reinfarkt entwickelten

Effekte auf das Kammerflimmern

17 Patienten in der Placebogruppe entwickelten Kammerflimmern, im Vergleich zu 6 Patienten in der Metoprololgruppe (Abbildung 3). Interessanterweise verzeichnete man bei den 17 Patienten der Placebogruppe 37 Episoden an Kammerflimmern im Vergleich zu 6 Episoden bei den 6 Patienten in der Metoprololgruppe. Nach Defibrillierung wurde allen Patienten prophylaktisch Lidocain gegeben. 11 Patienten der 17 in der Placebogruppe und 4 der 6 Patienten in der Metoprololgruppe überlebten die 90 Tage. Lidocain wurde in dieser Studie nur zur Behandlung von anhaltenden ventrikulären Tachykardien eingesetzt (die länger als eine Minute dauerten). Andere ventrikuläre Arrhythmien wurden nicht behandelt.

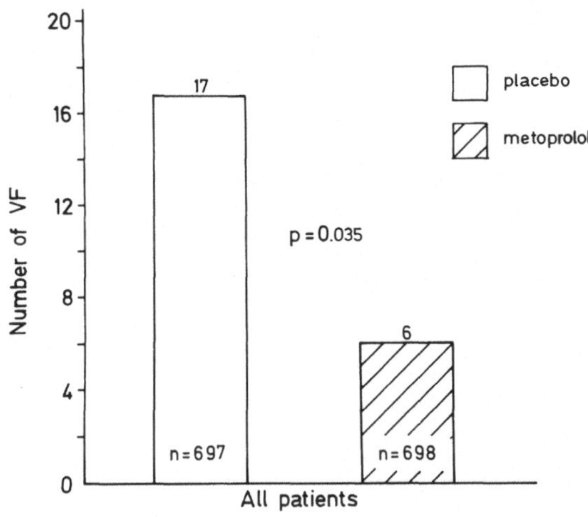

Abb. 3. Anzahl der Patienten, die während des Krankenhausaufenthaltes Kammerflimmern entwickelten. In dieser Zahl sind auch Patienten mit rezidivierendem Kammerflimmern enthalten

Nach dem einjährigen "Follow up"

Metoprolol oder Placebo wurden doppelblind während 90 Tagen gegeben. Der Gesamtmortalität dieser Zeit gilt das Hauptinteresse dieser Studie. Laut Projektprotokoll sollen alle Patienten noch zwei Jahre nachverfolgt werden. Nach 90 Tagen Doppelblindbehandlung wurden alle Patienten mit Metoprolol (100 mg zweimal am Tag) weiterbehandelt, vorausgesetzt, sie hatten keine Kontraindikation für β-Blockaden. Es erschien interessant, einen Zwischenbericht über die Einjahresmortalität zu geben. In Abbildung 4 ist die Mortalität für alle randomisierten Patienten zu entnehmen, die zunächst 90 Tage mit Placebo und Metoprolol behandelt wurden und danach nur noch Metoprolol erhielten. Sowohl nach 90 Tagen, als auch nach einem Jahr zeigte sich ein vergleichbarer Unterschied in der Mortalität zwischen den beiden Gruppen. Nach 90 Tagen lag der Unterschied bei 22 Todesfällen und nach einem Jahr waren es 30 Todesfälle. Beide Unterschiede sind signifikant.

Verträglichkeitsdaten

Die Verträglichkeit von Metoprolol im Vergleich zu Placebo spiegelt sich in den Therapieabbrüchen von der Studienmedikation, dem Einsatz einer Nichtstudienmedikation und dem klinischen Verlauf der Patienten in beiden Gruppen wieder. Tabelle 3 ist zu entnehmen, daß 131 Patienten (19%) in jeder Gruppe von der Medikation abgesetzt werden mußten. In der Metoprololgruppe mußte etwas häufiger wegen Hypotonie und Bradykardie abgesetzt werden, während in der Placebogruppe Angina pectoris und Tachyarrhythmien die Ursache für den Therapieabbruch waren.

Die wichtigsten Nichtstudienmedikamente sind Tabelle 8 zu entnehmen. Wie man sehen kann, sind beide Gruppen ziemlich vergleichbar. Der Anteil an Patienten, der mit Furosemid, Digitalis und Antiarrhythmika behandelt wurde, ist in der Placebogruppe etwas höher, während in der Metoprololgruppe mehr Patienten Atropin gegeben werden mußte.

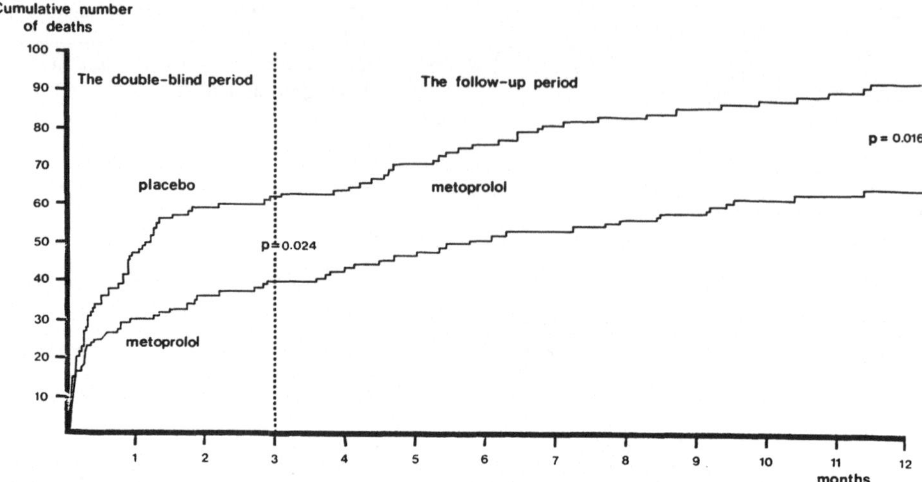

Abb. 4. Kumulative Zahl der Todesfälle bei allen Patienten, die der Behandlung mit Metoprolol und Placebo innerhalb der ersten 3 Monate randomisiert zugeteilt wurden. Danach erhielten alle Patienten eine offene Behandlung mit Metoprolol. Die p-Werte wurden gemäß Mantel-Haenszel berechnet

Tabelle 8. Bedarf an Nichtstudienmedikation

Zeitraum	Medikation	Placebo (n = 697) n	%	Metoprolol (n = 698) n	%
Die ersten 4 Tage	Furosemid	193	27,7	175	25,1
	Digitalis	98	14,1	58	8,3
	Lidocain	42 (13)	6,0	29 (12)	4,2
	Antiarrhythmika	80 (1)	11,5	42	6,0
Krankenhaus-aufenthalt	Digitalis	135 (8)[a]	19,6	102 (9)	14,8
	Isoprenalin	14 (1)	2,0	13 (1)	1,9
	Prenalterol	1	0,2	6	0,9
	Atropin	72 (2)	10,4	91 (1)	13,1

[a], ( ) Fehlende Daten

Wie die klinischen Befunde zeigten, wurde Metoprolol sehr gut vertragen und hatte einen zufriedenstellenden Einfluß auf den klinischen Verlauf. Der geringere Verbrauch von Digitalis und Diuretika in der Metoprololgruppe ist darauf zurückzuführen, daß Herzinsuffizienz nicht in dieser schweren Form vorkam wie in der Placebogruppe. Schmerzdauer und Verbrauch an Analgetika war in der Metoprololgruppe ebenfalls niedriger. In der gleichen Gruppe war, wie Abbildung 3 zu entnehmen ist, sowohl die Inzidenzrate an ventrikulären Tachyarrhythmien und Kammerflimmern, als auch der Verbrauch an Antiarrhythmika deutlich niedriger. Man muß davon ausgehen, daß der positive klinische Effekt zum Teil auf die Begrenzung des Infarktgeschehens zurückzuführen ist, wenn Metoprolol innerhalb 12 Stunden nach Auftreten der Schmerzen eingesetzt wird. Bei über 1000 Patienten bewirkte der frühe Einsatz ($\leq$ 12 Stunden) einen kürzeren Krankenhausaufenthalt ($p = 0{,}010$).

Diskussion

Diese Studie hat gezeigt, daß die Gesamtmortalität abnimmt, wenn Patienten mit Infarktverdacht oder gesichertem Infarkt gleich nach Aufnahme ins Krankenhaus und daran anschließend über 90 Tage mit Metoprolol behandelt wurden. Vor Aufnahme in die Prüfung gab es nur geringfügige Unterschiede bezüglich der Patientenprofile. Obwohl sich ein Trend zum Ausgleich dieser Unterschiede abzeichnete waren sie jedoch überwiegend für die Metoprololgruppe prognostisch ungünstig. Die statistische Signifikanz verbesserte sich durch Anpassung der Unterschiede nach der Cox-Analyse auf einen p-Wert von $p < 0{,}03$ auf $p < 0{,}015$. Zu den meisten Todesfällen kam es bei den Patienten, die einen gesicherten Infarkt nach Indizes innerhalb von 72 Stunden nach Auftreten von Brustschmerz entwickelten (92 von 102 Todesfällen).

Die restlichen Todesfälle verteilen sich auf 5 Patienten, die wahrscheinlich einen Infarkt nach Indizes hatten und weitere 5 Patienten, die bereits früher einen Infarkt durchgemacht hatten. Die Größe der Studie erlaubt keine Untergruppenanalyse. Es scheint jedoch so zu sein, daß die Reduktion der Mortalität durch Metoprolol in den verschiedenen Altersgruppen gleich ist, unabhängig davon, ob früher einmal ein Infarkt durchgemacht worden war oder nicht, bzw. mit oder ohne chronischer β-Blocker Behandlung vor Aufnahme in die Prüfung. Die Reduktion der Mortalität in dieser Studie stimmt mit den Ergebnissen aus anderen Studien mit Alprenolol [6, 11, 12], Practolol [7], Timolol [13] und Propranolol [14] überein.

Diese Studie zeigt als erste die günstige Wirkung der β-Blockade auf die Überlebensrate in der frühen Phase des Herzinfarktes. Seit dem Bericht von Snow [5] wurde noch keine andere Studie, bei der der β-Blocker vom Tage der Einlieferung an verabreicht wurde, mit so positiven Resultaten veröffentlicht [12, 15]. Die Bedeutung der frühen Gabe von Metoprolol in dieser Studie wird unterstrichen durch den günstigen Einfluß auf weitere tödliche oder nicht tödliche Ereignisse. Der frühe Einsatz von Metoprolol, nicht zuletzt bei Patienten mit erhöhter Herzfrequenz, hatte einen deutlich preventiven Einfluß auf die Entwicklung eines Infarktes nach Indizes innerhalb der ersten 72 Stunden [9]. Außerdem schützt die prophylaktische Gabe von Metoprolol entscheidend vor der Entwicklung eines späteren Myokardinfarktes innerhalb der nächsten 4–90 Tage. Der Effekt auf die spätere Infarktentwicklung in dieser Studie stimmt mit der 28%igen Reduktion der Reinfarkte in der Timololstudie [13] und in der amerikanischen Propranololstudie [14] überein. Die Gabe von Metoprolol innerhalb von 12 Stunden nach Auftreten der Brustschmerzen bewirkte auch einen 17% niedrigeren LD-Wert und weniger schwere EKG-Veränderungen; beides sind Parameter zur Bestimmung der Infarktgröße [9]. Dieser Einfluß von Metoprolol auf die Infarktgröße deckt sich mit den Ergebnissen aus den Untersuchungen mit Propranolol [16] und Alprenolol [10]. Es wurde ausführlich diskutiert, ob die Rettung von ischämischem Myokard günstig für den Patienten ist. Es mußte festgestellt werden, daß die Rettung von ischämischem Myokard die Ursache sein könnte für neue ischämische Ereignisse nach Entlassung aus dem Krankenhaus, wie Reinfarkt, ventrikuläre Arrhythmien und plötzlicher Herztod. Die Ergebnisse der vorliegenden Studie decken sich nicht mit dieser pessimistischen Ansicht. Später einsetzende Ereignisse waren in der Metoprololgruppe nicht häufiger als in der Placebogruppe. Das bedeutet, daß die Rettung von ischämischem Myokard kein größeres Risiko darstellt. Obwohl alle Patienten nach 90 Tagen mit Metoprolol offen weiter behandelt wurden, bleibt der Unterschied in der Mortalität beider Gruppen auch nach einem Jahr bestehen. Tatsächlich ist der Unterschied in der Mortalität nach einem Jahr noch etwas größer als nach 3 Monaten. Darüber hinaus schützte die frühe Gabe von Metoprolol (< 12 Stunden nach Auftreten der Schmerzen) vor der Entwicklung eines Infarktes nach Indices bei Patienten mit einer erhöhten Ausgangsfrequenz und begrenzte das Infarktgeschehen. Die Annahme, daß die frühe Gabe von Metoprolol schützt und das Infarktgeschehen begrenzt, wird gestützt von dem Befund, daß alle Patienten, unabhängig vom Beginn der Behandlung, vor einem später einsetzenden Infarkt geschützt wurden (4–90 Tage). Die frühe Gabe von Metoprolol hatte also einen günstigen Einfluß auf die Entwicklung des Infarktes, auf den Einsatz von Furosemid zur Behandlung von Herzinsuffizienz, auf die Dauer des Krankenhausaufenthaltes und verbesserte außerdem die Langzeitprognose (1 Jahr).

Unabhängig davon, ob die Behandlung früher oder später einsetzte, bewirkte Metoprolol eine Reduktion der 90-Tage-Mortalität, schützte vor der Entwicklung eines späteren Infarktes (4–90 Tage), bewirkte eine niedrigere Inzidenzrate an Kammerflimmern, bewirkte einen geringeren Verbrauch an Lidocain zur Behandlung von ventrikulären Tachyarrhythmien und Kammerflimmern und reduzierte die Schmerzattacken. Damit ist der Einsatz von Metoprolol i.v. während der frühen Phase des Myokardinfarktes, gefolgt von einer oralen Langzeitbehandlung, gerechtfertigt. Man kann also sagen, je früher Metoprolol gegeben wird, um so größer ist seine protektive Wirkung.

Literatur

1. Waagstein F, Hjalmarson AC (1975) Effect of cardioselective beta-blockade on heart function and chest pain in acute myocardial infarction. Acta Med Scand (suppl. 587):193
2. Waagstein F, Hjalmarson AC (1975) Double-blind study of the effect of cardioselective beta-blockade on chest pain in acute myocardial infarction. Acta Med Scand (Suppl. 587):201
3. Maroko PR, Kjekshus JK, Sobel BE, Watanabe T, Covell JW, Ross J Jr, Braunwald E (1971) Factors influencing infarct size following experimental coronary artery occlusions. Circulation 43: 67
4. Waldenström AP, Hjalmarson AC (1977) Factors modifying ischemic injury in the isolated rat heart. Acta Med Scand 201:533
5. Snow PJD (1965) Effect of propranolol in myocardial infarction. Lancet II:551
6. Wilhelmsson C, Vedin JA, Wilhelmsen L, Tibblin G, Werkö L (1974) Reduction of sudden deaths after myocardial infarction by treatment with alprenolol. Lancet II:1157

7. A Multicenter International Study: Improvement in prognosis of myocardial infarction by long-term beta-adrenoceptor blockade using practolol. Br Med J III:735 (1975)
8. Hjalmarson A, Elmfeldt D, Herlitz J, Holmberg S, Malek I, Nyberg G, Ryden L, Swedberg K, Vedin A, Waagstein F, Waldenström A, Waldenström J, Wedel H, Wilhelmsen L, Wilhelmsson C (1981) Effect on mortality of metoprolol in acute myocardial infarction. A double-blind randomised trial. Lancet II:823
9. Herlitz J, Hjalmarson A, Swedberg K, Waagstein F, Waldenström A (In Press) A double-blind trial of metoprolol in acute myocardial infarction. Effect on infarct size, clinical findings and 1-year mortality. (Am Heart Assoc 55th Sessions: Abstr.) Circulations
10. Jürgensen HJ, Frederiksen J, Hansen DA, Pedersen-Bjergaard O (1981) Limitation of myocardial infarct size in patients less than 66 years treated with alprenolol. Br Heart J 45:583
11. Ahlmark G, Saetre H, Korsgren M (1974) Reduction of sudden deaths after myocardial infarction. Lancet II:1563
12. Andersen MP, Bechsgaard P, Frederiksen J, Hansen DA, Jürgensen HJ, Nielsen B, Pedersen F, Pedersen-Bjergaard O, Rasmussen SL (1979) Effect of alprenolol on mortality among patients with definite or suspected acute myocardial infarction. Lancet II:865
13. The Norwegian Multicenter Study Group (1981) Timolol-induced reduction in mortality and reinfarction in patients surviving acute myocardial infarction. N Engl J Med 304:801
14. Beta-Blocker Heart Attack Trial Research Group (1982) A randomized trial of propranolol in patients with acute myocardial infarction. I. Mortality results. JAMA 247:1707
15. Barber JM, Boyle DM, Chaturvedi NC, Singh N, Walsh MJ (1975) Practolol in acute myocardial infarction. Acta Med Scand (suppl 587):213
16. Peter T, Norris RM, Clarke ED, Heng MK, Sing BN, Williams B, Howell DR, Ambler PK (1978) Reduction of enzyme levels by propranolol after acute myocardial infarction. Circulation 57: 1091

Ventrikuläre Arrhythmien und plötzlicher Herztod

J. Senges

Definition des plötzlichen Herztods

Die Definition eines plötzlichen Todes ist problematisch, da Beginn und Ende des letalen Ereignisses bei ambulanten Patienten nur selten genau bestimmt werden können. Prodromalsymptome wie zunehmende Angina pectoris treten zwar bei akutem Myokardinfarkt bei etwa 2/3 der Patienten auf, bei plötzlichem Herztod aber in weniger als 10%. In der Praxis kann ein plötzlicher Tod dann angenommen werden, wenn spätestens innerhalb einer Stunde nach Beginn von gravierenden Symptomen ein Kreislaufstillstand eintritt. Auch die kardiale Ursache eines plötzlichen Todes ist nur schwer zu belegen, da während der terminalen Phase fast nie ein EKG registriert wird. Ist eine koronare Herzkrankheit anamnestisch bekannt oder wird sie durch die Obduktion nachgewiesen, dann ist ein plötzlicher Herztod sehr wahrscheinlich. Differentialdiagnostisch muß jedoch grundsätzlich – auch bei Koronarkranken – ein Suizid ausgeschlossen werden.

Epidemiologie

Der plötzliche Herztod gewinnt in den Mortalitätsstatistiken zunehmende Bedeutung und ist inzwischen in den USA die häufigste Todesursache bei männlichen Patienten im mittleren Lebensalter (45–55 Jahre). Die bei weitem häufigste Ätiologie (> 75%) ist die koronare Herzerkrankung. Entsprechend steigt das Risiko für einen plötzlichen Herztod bei klinischem Nachweis der koronaren Risikofaktoren (Hyperlipoproteinämie, Hypertonus, Rauchen) um das 10fache an. Nach einem Myokardinfarkt beträgt die jährliche Mortalität 5–6%, die Hälfte dieser Patienten stirbt einen plötzlichen Herztod. Am meisten gefährdet sind Infarktpatienten mit eingeschränkter linksventrikulärer Funktion, Herzrhythmusstörungen und höhergradigen multiplen Stenosierungen der Koronararterien, wobei die Mortalität auf 10% pro Jahr ansteigt.

Pathophysiologische Mechanismen

Obwohl beim plötzlichen Herztod in der Regel eine fortgeschrittene Koronarerkrankung besteht, wird er nur in weniger als 20% durch einen frischen Myokardinfarkt verursacht. Auch frische Koronarthrombosen finden sich bei weniger als 10% plötzlicher Herztodfälle, während sie bei akutem Myokardinfarkt in über 90% nachweisbar sind. Körperliche Belastung ging nur in 5% einem plötzlichen Herztod voraus. Aufgrund dieser Befunde kann angenommen werden, daß es sich beim plötzlichen Herztod in der Regel eher um einen "elektrischen Unfall" handelt, der zwar meistens eine kardiale Vorschädigung voraussetzt, jedoch keine zusätzliche Herzschädigung zur Folge haben muß. Entsprechend kann nach sofortiger und erfolgreicher Reanimation durchaus der status quo ante wieder hergestellt werden. Allerdings ist die Gefahr eines Rezidivs sehr hoch (30% Mortalität pro Jahr). Als weitere ätiologische Faktoren werden rezidivierende intrakoronare Thrombozytenaggregationen oder Koronarspasmen diskutiert.

Die herausragende Bedeutung von ventrikulären Arrhythmien ergibt sich aus Befunden, wonach Kammerflimmern in 70% der Letalfaktor beim plötzlichen Herztod ist. Als prämonitorische Warnarrhythmien werden komplexe ventrikuläre Extrasystolen herausgestellt (R auf T-Phänomen, Salven, multiformes Auftreten, Bigeminus), die neben dem Ausmaß des Koronarbefalls und der Myokardschädigung einen unabhängigen Risikofaktor für den plötzlichen Herztod darstellen. Dagegen hatten monotype ventrikuläre Extrasystolen unabhängig von ihrer Häufigkeit keine signifikante Bedeutung. Dieser überraschende Befund ist deshalb therapeutisch wichtig, weil bei über 85% aller Koronarpatienten im 24-Stunden-Langzeit-EKG ventrikuläre Extrasystolen nachweisbar sind. Der Übergang von komplexen ventrikulären Arrhythmien in Kammerflimmern scheint überwiegend von neurovegetativen und psychischen Faktoren (erhöhter Sympathikotonus) beeinflußt zu werden, während körperliche Belastung nur eine untergeordnete Rolle spielt.

Diagnostik zur Früherkennung von Risikopatienten

Da der plötzliche Herztod in der Regel innerhalb von Minuten und fast immer ohne Prodromalsymptome auftritt, kommt eine Therapie in Form der Reanimation beziehungsweise der Defibrillation fast immer zu spät. Etwa 95% der plötzlichen Todesfälle treten in Ruhe ohne erkennbare körperliche oder psychische Belastung auf, 3/4 der betroffenen Patienten sterben zu Hause. Entscheidend für die Prognose der überwiegenden Mehrzahl der Patienten ist daher nicht die Akuttherapie des plötzlichen Herztodes, sondern die Diagnostik zur Früherkennung des erhöhten Risikos und eine konsequente prophylaktische Therapie zur Verhinderung des plötzlichen Herztodes.

Neben der Abwesenheit von Prodomalsymptomen vor dem plötzlichen Herztod besteht eine weitere diagnostische Schwierigkeit bei der Früherkennung von Risikopatienten darin, daß bei der Hälfte der Verstorbenen der plötzliche Herztod gleichzeitig das erste und letzte Symptom einer klinisch latenten, aber bereits chronisch fortgeschrittenen koronaren Herzkrankheit ist. Der sichere Ausschluß einer koronaren Herzkrankheit gelingt jedoch bisher ausschließlich mit der invasiven Koronarangiographie, die als genereller Suchtest keinesfalls geeignet ist.

Die praktische Diagnostik zum Ausschluß eines erhöhten Risikos richtet sich in erster Linie auf die koronare Herzkrankheit. In Abwesenheit von koronaren Risikofaktoren, bei normalem Ruhe- und Belastungs-EKG, einem röntgenologisch unauffälligen Herzen und insbesondere bei Fehlen von pektanginösen Beschwerden ist das Risiko für einen plötzlichen Herztod sehr gering (0,5‰ pro Jahr).

Die Bedeutung von ventrikulären Rhythmusstörungen als eigenständiger Risikofaktor für den plötzlichen Herztod wird fast ausschließlich durch den Nachweis oder Ausschluß einer organischen Herzerkrankung bestimmt. Kann eine koronare Herzerkrankung, ein Vitium, eine Kardiomyopathie oder eine hypertensive Herzerkrankung als Ursache der Arrhythmie ausgeschlossen werden, dann sind auch komplexe ventrikuläre Rhythmusstörungen in aller Regel als prognostisch günstig und nicht therapiebedürftig zu beurteilen. Eine herausragende Bedeutung hat dabei die Beurteilung der linksventrikulären Myokardfunktion. Bei klinischen Zeichen einer Myokardinsuffizienz wird die Prognose von komplexen ventrikulären Arrhythmien erheblich verschlechtert.

Der enge Zusammenhang zwischen der prognostischen Bedeutung von ventrikulären Rhythmusstörungen und dem Nachweis einer organischen Herzerkrankung besitzt vor allem deshalb eine große praktische Wertigkeit, als die Häufigkeit von ventrikulären Extrasystolen auch bei klinisch Gesunden außerordentlich hoch ist. Untersuchungen mit dem Langzeit-EKG haben gezeigt, daß bei 50% aller gesunden Jugendlichen (< 30 Jahren) innerhalb von 24 Stunden eine oder mehr ventrikuläre Extrasystolen auftreten und sogar bei 100% aller über 60jährigen klinisch Gesunden ventrikuläre Arrhythmien nachweisbar sind. Auch im Belastungs-EKG sind bei etwa 35% aller Belastungen ventrikuläre Extrasystolen nachweisbar. Die Prognose solcher belastungsinduzierter Kammerarrhythmien richtet sich praktisch ausschließlich nach dem gleichzeitigen Hinweis auf eine koronare Herzerkrankung (ST-Senkung, Angina pectoris, Dyspnoe) und ist insbesondere unabhängig von Zeitpunkt des Auftretens oder Verschwindens der Extrasystolen (vor, während oder nach Belastung). Zusammenfassend ist die Häufigkeit von ventrikulären Rhythmusstörungen in Ruhe und bei Belastung in der klinisch gesunden Normalbevölkerung außerordentlich hoch. Die klinische Wertigkeit muß daher individuell beurteilt werden, die Prognose hinsichtlich eines erhöhten Risikos für den plötzlichen Herztod ist fast ausschließlich vom Nachweis oder Ausschluß einer organischen kardialen Grunderkrankung abhängig.

Therapeutische Konsequenzen

Grundsätzlich gibt es nur zwei Indikationen zur antiarrhythmischen Therapie: 1. Symptomatik des Patienten; 2. erhöhtes Risiko für den plötzlichen Herztod. Die erste Indikation ist überwiegend subjektiv von der Symptomverarbeitung des Patienten abhängig und läßt sich oft durch ausführliche Aufklärung des Patienten über die günstige Prognose der Arrhythmie vermeiden. Dagegen sind ventrikuläre Arrhythmien bei Risikopatienten eine absolute Indikation zur antiarrhythmischen Therapie.

Erstes Therapieziel ist zunächst eine möglichst kausale Behandlung der organischen kardialen Grunderkrankung, wobei neben medikamentösen Maßnahmen (Rekompensation der Herzinsuffizienz) auch chirurgische Interventionen (z.B. Klappenprothesen, aortokoronare Venenbrücken) in Betracht kommen. Zwar sollten solche kausaltherapeutischen Überlegungen immer an erster Stelle stehen, bei der Mehrzahl der Risikopatienten liegt jedoch bereits eine erhebliche und irreversible Myokardschädigung vor, was den kausalen Behandlungserfolg erheblich einschränkt.

Die antiarrhythmische Behandlung besteht bei der ganz überwiegenden Mehrzahl der Risikopatienten in einer medikamentösen Therapie, spezielle antiarrhythmische Operationen oder Schrittmacher kommen nur für wenige therapierefraktäre Problempatienten in Betracht.

Die Ergebnisse mit Betarezeptorenblockern und Thrombozytenaggregationshemmern bei der Sekundärprävention des plötzlichen Herztods von Infarktpatienten wurden auf diesem Symposium bereits ausführlich besprochen, die folgenden Ergebnisse sind deshalb auf eine Zusammenfassung der kontrollierten und randomisierten Untersuchungen zur Sekundärintervention mit Antiarrhythmika beschränkt.

Insgesamt wurden bisher 1500 Infarktpatienten in Sekundärpräventionsstudien mit unterschiedlichen Antiarrhythmika einbezogen. Nach 1,5 Jahren betrug die Mortalität in den behandelten Gruppen durchschnittlich 14%, in den Placebo-Gruppen 13,3%; die unerwünschten Nebenwirkungen waren bei den behandelten Patienten mit 30% unvertretbar häufig.

Zusammenfassend ergaben diese Befunde keinen Hinweis auf eine wirksame Sekundärprophylaxe mit Antiarrhythmika. Ein wesentlicher Nachteil dieser Studien lag jedoch darin, daß alle Patienten einer bestimmten Therapiegruppe mit dem gleichen Antiarrhythmikum unabhängig von der individuellen antiarrhythmischen Wirksamkeit behandelt wurden.

Individuelle Optimierung der antiarrhythmischen Therapie

Folgende Regeln müssen für eine wirksame Behandlung von chronischen komplexen ventrikulären Arrhythmien berücksichtigt werden: 1. beim individuellen Patienten sind in der Regel nur wenige Präparate wirksam, die Mehrzahl der Antiarrhythmika ist unwirksam; 2. es gibt keinen Parameter, um die Wirksamkeit eines bestimmten Präparates beim individuellen Patienten vorauszusagen; 3. eine vollständige medikamentöse Unterdrückung aller ventrikulärer Arrhythmien wird praktisch nie erreicht, in der Regel ist für eine Unterdrückung der komplexen Arrhythmien eine Reduzierung der Extrasystolenhäufigkeit um 80% ausreichend; 4. das individuell wirksame Antiarrhythmikum kann bei häufigen Arrhythmien empirisch (Langzeit-EKG) durch "error and trial" ermittelt werden; 5. bei Patienten mit selten auftretenden, aber lebensbedrohlichen Kammerarrhythmien (persistierende Kammertachykardie, Kammerflimmern) ist die elektrophysiologische Austestung des individuell optimalen Antiarrhythmikums mittels der programmierten Elektrostimulation die Methode der Wahl.

Pharmako-elektrophysiologische Untersuchungen mit programmierter Elektrostimulation

Bisher wurden in der kardiologischen Abteilung der medizinischen Universitätsklinik Heidelberg 51 Patienten mit dokumentierten chronischen Kammertachykardien oder Kammerflimmern elektrophysiologisch untersucht. Zur antiarrhythmischen Austestung wurden ein rechtsventrikulärer Elektrokatheter über eine Armvene eingeführt und zunächst unter Kontrollbedingungen versucht, die klinische Arrhythmie mittels programmierter Kammerstimulation zu induzieren. Anschließend wurde täglich 1 Antiarrhythmikum als Kurzinfusion appliziert und die Wirksamkeit auf die elektrische Auslösbarkeit der Kammertachykardie bestimmt (Abb. 1). Im Mittel wurden 4,3 Antiarrhythmika pro Patient geprüft, insgesamt wurden 11 verschiedene in Deutschland zugelassene Antiarrhythmika einbezogen.

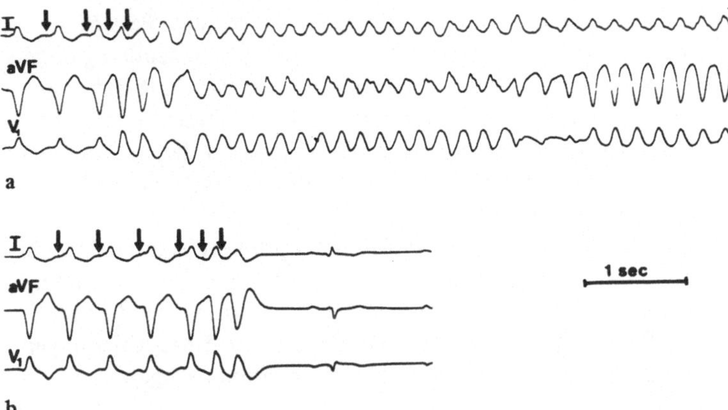

Abb. 1 a,b. Auslösung und pharmakologische Unterdrückung von Kammerflattern bei hochgradig vulnerablem Ventrikelmyokard. Schematische Darstellung von drei EKG-Ableitungen (*I, aVF,* V_1). **a** Unter Kontrollbedingungen Auslösung von Kammerflattern durch programmierte Elektrostimulation. **b** Nach Gabe von Disopyramid ist das Myokard elektrophysiologisch stabil. Eine Rhythmusstörung ist selbst durch zwei programmierte Extrasystolen in der vulnerablen Phase nicht mehr auslösbar

Folgende Ergebnisse wurden gefunden (220 pharmako-elektrophysiologische Untersuchungen bei 51 Patienten): 1. bei 75% der Patienten wurde mindestens ein individuell wirksames Antiarrhythmikum nachgewiesen, bei 25% waren alle untersuchten Antiarrhythmika unwirksam; 2. im Mittel waren pro Patient 25% der geprüften Antiarrhythmika individuell wirksam und 75% unwirksam; 3. chinidinartige Substanzen (Chinidin, Disopyramid, Ajmalin, Propafenon) waren im Mittel bei 20–30% der Untersuchungen wirksam, xylocainartige Substanzen (Xylocain, Tocainid, Mexiletin, Aprindin) bei 15–25%, Betablocker bei 15%, Klasse III-Substanzen (Amiodarone, Sotalol) bei 40–60%. Calciumantagonisten sind bei ventrikulären Arrhythmien fast immer unwirksam und wurden deshalb kaum geprüft; 4. die individuelle Wirksamkeit eines bestimmten Antiarrhythmikums erlaubt keine Voraussage über die Wirksamkeit eines anderen Antiarrhythmikums aus der gleichen oder einer verschiedenen Substanzgruppe; 5. bei 15% aller Untersuchungen wurden eine "paradoxe" arrhythmogene Wirkung nachgewiesen. Diese schwerwiegende Komplikation einer Antiarrhythmikatherapie trat am häufigsten bei xylocainartigen Substanzen auf (20–30%) und fast nie bei Betablockern und Klasse III-Antiarrhythmika; 6. eine prophylaktische Wirksamkeit nach intravenöser Applikation war auch nach oraler Gabe des effektiven Antiarrhythmikums gut reproduzierbar.

Die bisherige Nachbeobachtung (im Mittel 13,5 Monate) bei 38 Patienten mit individuell optimierter Langzeittherapie ergab folgende Befunde: bei 30 (80%) Patienten wurde eine erfolgreiche Langzeitprophylaxe ohne symptomatische oder sonst erkennbare (Langzeit-EKG) ventrikuläre Tachykardien erreicht; 6 (15%) Patienten hatten Rezidive der ventrikulären Tachykardie (davon allerdings 3 Patienten nach Absetzen des Präparats); 2 (5%) Patienten verstarben, einer am plötzlichen Herztod, der andere an therapierefraktärer progredienter Myokardinsuffizienz.

Eine zusammenfassende Übersicht der Ergebnisse von insgesamt 6 kardiologischen Zentren bei 232 Patienten mit chronisch rezidivierenden ventrikulären Tachykardien zeigt folgende Ergebnisse: ohne antiarrhythmische Therapie trat bei allen Patienten ein Rezidiv der Tachykardie auf; mit ungezielter antiarrhythmischer Behandlung ohne Nachweis der individuellen Wirksamkeit wurde bei 25% der Patienten ein Rezidiv verhindert, bei 75% traten weitere ventrikuläre Tachykardien auf. Bei Patienten mit mittels der programmierten Elektrostimulation individuell optimierter antiarrhythmischer Therapie trat nur noch bei 22% ein Rezidiv auf, bei 78% dieser Patienten waren keine ventrikulären Tachykardien mehr nachweisbar.

Diese Befunde belegen die Überlegenheit einer individuell optimierten antiarrhythmischen Therapie bei Patienten mit erhöhtem Risiko für den plötzlichen Herztod und mit dokumentierten ventrikulären Tachykardien oder Kammerflimmern, wobei die individuelle antiarrhythmische Wirksamkeit durch wiederholte Langzeit-EKG-Ableitungen und/oder insbesondere durch die programmierte Elektrostimulation nachgewiesen werden muß.

Weiterführende Literatur

Bigger JT (1980) Management of arrhythmias. In: Braunwald E (ed) Heart disease. Saunders, Philadelphia

Hammer J (1979) Drugs for heart disease. Chapman and Hall, London

Horowitz LN, Josephson ME, Kastor JA (1980) Intracardiac electrophysiologic studies as a method for the optimization of drug therapy in chronic ventricular arrhythmia. Prog Cardiovasc Dis 23: 81–98

Krikler DM, Goodwin JF (1975) Cardiac arrhythmias. Saunders, London

Lown B (1980) Cardiovascular collapse and sudden cardiac death. In: Braunwald E (ed) Heart disease. Saunders, Philadelphia

Lüderitz B (1981) Therapie der Herzrhythmusstörungen. Springer, Berlin Heidelberg New York

Seipel L (1978) His-Bündel-Elektrographie und intrakardiale Stimulation. Thieme, Stuttgart

Vaugham Williams EM (1970) Classification of antiarrhythmic drugs. In: Sardoe E, Flensted-Jensen F, Olesen KH (eds) Symposium on cardiac arrhythmias. Astra, Södertälje (Schweden)

Der Einfluß von Metoprolol und Propranolol auf die Funktion des linken Ventrikels und das Kontraktionsverhalten ischämischer Myokardareale *

S. Hagl, W. Heimisch, W. Maier, H. Meisner, N. Mendler und F. Sebening

Die Wirksamkeit der Betablockade in der Therapie der Angina pectoris wurde durch eine große Zahl klinischer Studien überzeugend belegt [5, 7, 18, 22].

Zudem sprechen sowohl experimentelle als auch klinische Untersuchungen für einen protektiven Effekt beim Myokardinfarkt, wodurch die Schwere und Ausdehnung des ischämischen Schadens begrenzt und die Letalität gesenkt werden kann [8, 13, 17].

Diese günstige Wirkung der Betablocker beruht zur Hauptsache auf ihrem negativ chronotropen und inotropen Effekt [1]. Veränderungen von "Preload" spielen möglicherweise eine zusätzliche Rolle [15]. Die Ergebnisse einiger experimenteller Studien sprechen außerdem für eine Umverteilung des Koronarflusses unter Betablockade im Sinne einer verbesserten Perfusion subendokardialer Myokardschichten [3, 4, 9]. Da alle diese Wirkungskomponenten unabhängig von ihrem Stellenwert korrektiv auf die gestörte Sauerstoffbilanz entweder durch Senkung des Sauerstoffbedarfs oder durch Erhöhung des O_2-Angebotes wirken, ist unter der Voraussetzung der Reversibilität der Schädigung auch eine Verbesserung der Funktion ischämischer Myokardareale zu erwarten. Die hierzu in der Literatur vorliegenden Ergebnisse sind jedoch limitiert und zudem widersprüchlich [4, 20]. Obwohl abhängig von unterschiedlichen pharmakologischen Eigenschaften der Substanzen in Hinblick auf eine $Beta_1$-Selektivität, auf intrinsische sympathomimetische Aktivität und einen membranstabilisierenden Effekt theoretisch unterschiedliche Wirkungen auf die Funktion des ischämischen Myokards zu erwarten sind, wird doch diese Diskrepanz dadurch nicht ausreichend erklärt. Zudem wurden die Befunde an verschiedenen experimentellen Modellen mit teilweise unterschiedlicher Fragestellung gewonnen, wodurch der direkte Vergleich weiter erschwert wird.

Ziel der vorliegenden Arbeit war es deshalb, die Wirkung von Betablockern auf das Kontraktionsverhalten ischämischer und normal perfundierter Myokardareale in einem direkten Vergleich zu untersuchen. Dabei wurde ein tierexperimentelles Modell, das der klinischen Situation einer instabilen Angina pectoris nahekommt, verwendet.

Material und Methodik

In dieser vergleichenden Untersuchung wurden die beiden pharmakologisch gut definierten Betablocker Metoprolol und Propranolol verwendet. Metoprolol ist kardioselektiv, während Propranolol $Beta_1$- und $Beta_2$-Affinität besitzt. Beiden Substanzen fehlt eine

---

* Herrn Prof. Dr. med. h.c. Walter Brendl zum 60. Geburtstag gewidmet.

instrinsische sympathomimetische Aktivität. Gemeinsam besitzten sie einen membranstabilisierenden Effekt, der jedoch erst in Dosierungen, die weit jenseits des therapeutischen Bereiches liegen, zum Tragen kommt [2]. Die kardiale Reaktion wird in vergleichbarem Ausmaß blockiert, d.h. Metoprolol und Propranolol sind äquipotent [1, 2].

Die Untersuchungen wurden an insgesamt 24 Bastardhunden (Gewicht 20–25 kg) unter akuten experimentellen Bedingungen durchgeführt. Die Tiere erhielten einleitend 20 mg/kg KG Pentobarbitalnatrium. Anschließend wurde die Anästhesie durch kontinuierliche Infusion von Piritramid (1,5 mg/kg KG h) und durch Beatmung mit 50% N_2O/50% O_2 aufrechterhalten. Die Abb. 1 zeigt die Versuchsanordnung.

Nach linksseitiger Thorakotomie und Perikardiotomie wurde der Ramus descendens anterior (LAD) der linken Koronararterie in seinem proximalen Verlaufsdrittel vor Abgang der diagonalen Äste freigelegt und ein elektromagnetischer Strömungsmeßkopf plaziert. 5–10 mm distal davon wurde eine teflonbeschichtete Drahtschlinge um das Gefäß gelegt und durch eine Spiralfeder mit einer Mikrometerschraube verbunden. Durch zunehmende Einengung der Schlinge konnte eine nahezu konzentrische Stenose beliebigen Grades an der Koronararterie erzeugt werden. Die Drücke im linken Ventrikel (LVP, LVedP) und der Aorta (AOP) wurden mit Katheterspitzenmanometern (Millar Microtip PC 470 7F) gemessen. Die Druckanstiegsgeschwindigkeit im linken Ventrikel wurde durch Differenzierung des linksventrikulären Drucks erhalten (Gould Brush Differentiator Model 13-4214-01).

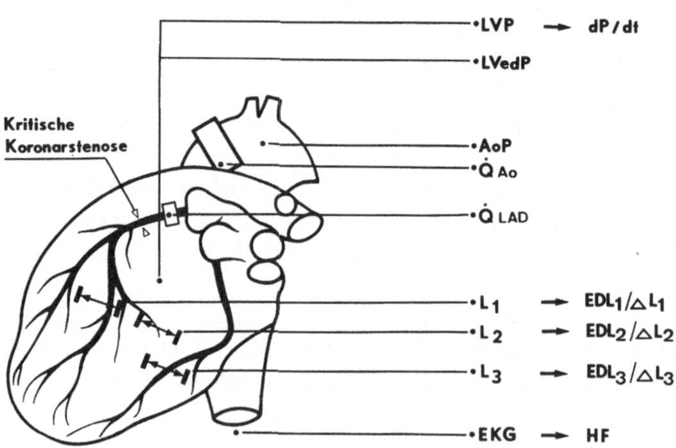

Abb. 1. Schematische Darstellung der Versuchsanordnung. Durch proximale kritische Stenosierung des Ramus descendens anterior der linken Koronararterie wurde eine definierte stabile Hypokinesie der Vorderwand des linken Ventrikels erzeugt. Die regionale Myokardfunktion wurde nach dem Ultraschall-Laufzeitverfahren im ischämischen Bereich (L_1), im normal perfundierten Areal (L_3) und in einem marginalen Bereich (L_2) gemessen.

LVP Druck im linken Ventrikel; *LVedP* enddiastolischer Druck im linken Ventrikel; *dP/dt* Druckänderungsgeschwindigkeit im linken Ventrikel; *AoP* Druck in der Aorta ascendens; *QAo* Fluß in der Aorta acendens ≙ Herzzeitvolumen; *QLAD* Stromzeitvolumen im Ramus descendens anterior; der linken Koronararterie; L_1 ischämisches Segment; L_2 marginales Segment; L_3 Kontrollsegment (*EDL* enddiastolische Länge, △L Verkürzungsamplitude); *EKG* Elektrokardiogramm; *HF* Herzfrequenz

Das Herzzeitvolumen (HZV) wurde mit einem elektromagnetischen Strömungsmesser, der an der Aorta ascendens angelegt war, gemessen.

Die regionale Myokardfunktion wurde nach dem Ultraschall-Laufzeitverfahren bestimmt [6]. Zylindrische piezokeramische Wandler (1,8 mm Ø) mit einer Schallabstrahlung von 360° [12] wurden 10–15 mm voneinander entfernt subendokardial in die Wand des linken Ventrikels implantiert. Durch kontinuierliche Messung der Ultraschall-Laufzeit zwischen 2 Aufnehmern (Sender und Empfänger) konnten sowohl die Absolutlängen, d.h. die enddiastolische und endsystolische Länge (EDL, ESL) als auch die zyklischen Längenänderungen (△ L) der so definierten Myokardsegmente bestimmt werden. Eine Formanalyse des dynamischen Kurvenverlaufs läßt außerdem bereits die Entwicklung einer Ischämie erkennen und ermöglicht die Quantifizierung der ischämischen Funktionsstörung.

In dieser Untersuchungsreihe wurden 3 Ultraschall-Kristallpaare parallel zur kleinen Herzachse subendokardial in folgenden Positionen in die Wand des linken Ventrikels implantiert:

1. Ein Paar in das Zentrum des vom Ramus descendens anterior (LAD) der linken Koronararterie versorgten Myokardareals.
2. Zwei weitere Kristalle in dem Bereich zwischen LAD und Ramus circumflexus.
3. und ein Paar in dem Versorgungsbereich des Ramus circumflexus (vergl. Abb. 1).

Experimentelles Protokoll

Nach Stabilisierung der Präparation wurden die globale und regionale Myokardfunktion am intakten Herzen registriert. Anschließend wurde der Ramus descendens anterior zunehmend stenosiert, so daß eine stabile Hypofunktion mit etwa 50%-iger Einschränkung der Verkürzungsamplitude während der Ejektionsphase im abhängigen Myokardareal resultierte. Da auch die diagonalen Äste von der Stenose betroffen waren, entwickelte sich in allen Fällen auch in dem Areal zwischen LAD und Ramus circumflexus (Myokardsegment L_2) eine ischämische Dysfunktion unterschiedlicher Ausprägung. Nach Einstellung eines neuen "steady state" wurde die Messung wiederholt. In zwei Versuchsreihen wurden jetzt Metoprolol (Gruppe M, n=16) und Propranolol (Gruppe P, n=8) intravenös in vier Schritten bis zu einer Gesamtdosis von 1,0 mg/kg KG appliziert. (1:0,1 mg/kg, 2:0,1 mg/kg, 3:0,3 mg/kg und 4:0,5 mg/kg). Die Meßwerte wurden 15 Min. nach jeder Dosierungsstufe unter stabilen Bedingungen registriert. Nach Applikation von insgesamt 1,0 mg des Betablockers pro kg Körpergewicht wurde die Koronarstenose eröffnet und erneut Messungen sowohl während der hyperämischen Phase als auch nach Entwicklung eines neuen "steady state" durchgeführt.

Die statistische Auswertung erfolgte unter Angabe des Mittelwertes, der Standardabweichung und des mittleren Fehlers des Mittelwertes. Zur Prüfung der Signifikanz wurde der t-Test von Fischer verwendet. Unterschiede zwischen zwei Gruppen wurden dann als statistisch signifikant bezeichnet, wenn sich der Wert $p < 0,05$ errechnete.

LVedP mm Hg
20
0
LVP mm Hg
200
0
dP/dt mm Hg/s
+2000
0
-2000
AoP mm Hg
200
0
L1 mm
18
13
L2 mm
15
12
L3 mm
18
13
a
METOPROLOL 0,1 mg/kg
LVedP mm Hg
20
0
LVP mm Hg
200
0
dP/dt mm Hg/s
+2000
0
-2000
AoP mm Hg
200
0
L1 mm
9
6
L3 mm
16
12
b
PROPRANOLOL 0,1 mg/kg

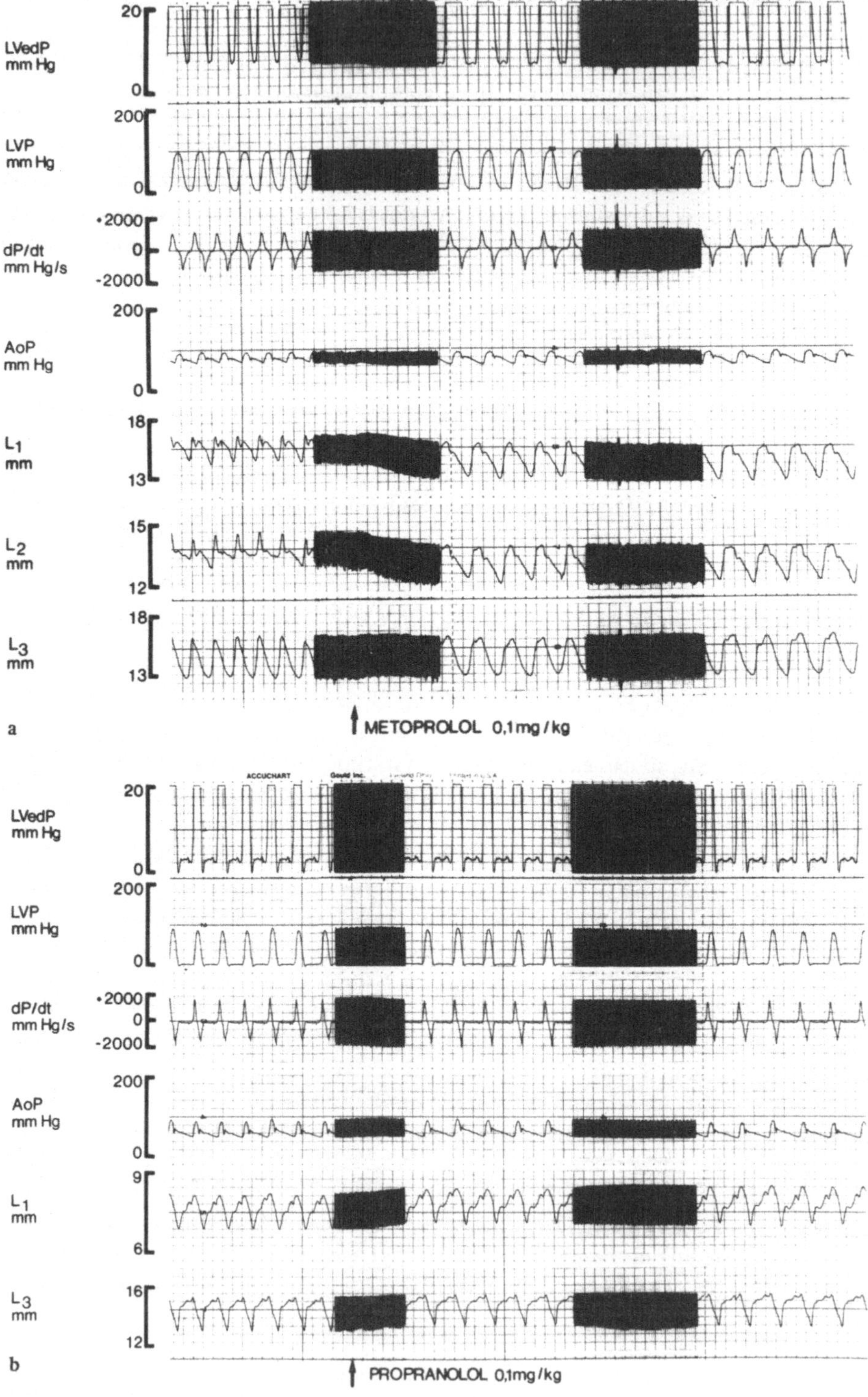

Abb. 2a, b

Ergebnisse

Die Abb. 2a und b zeigen anhand von Originalregistrierungen Änderungen der globalen und regionalen Myokardfunktion nach Gabe von Metoprolol bzw. Propranolol. Bereits 10 Sekunden nach Applikation von 0,1 mg/kg KG Metoprolol fällt in diesem Beispiel der LVedP progredient leicht ab. Der LVP und AOP bleiben nahezu konstant, während dp/dt max. und die maximale Relaxationsgeschwindigkeit gering abnehmen.

Gegenüber diesen minimalen Änderungen der Gesamtventrikelfunktion sind regional deutliche Effekte erkennbar. Die Funktion des ischämischen Segments L_1 und des marginalen Myokardsegments L_2 sind vor Betablockergabe erheblich eingeschränkt. Gegenüber den Kontrollwerten ist die Verkürzungsamplitude während der Ejektionsphase, also der Anteil der zur Pumpfunktion des linken Ventrikels aktiv beiträgt, um mehr als 50% vermindert. Nach Gabe von Metoprolol zeigt sich eine weitgehende Normalisierung der hypokinetischen Funktionsmuster in beiden Myokardarealen. Die deutliche Zunahme der Kontraktionsamplitude (Δ L) bei abnehmender enddiastolischer Segmentlänge (EDL) erklärt sich aus einer vergleichsweise stärkeren Abnahme der endsystolischen Länge (ESL). Im normal versorgten Kontrollareal (L_3) ändert sich die Funktion in diesem Beispiel nicht wesentlich.

Im Gegensatz zu dieser durch Metoprolol induzierten ausgeprägten Verbesserung der kontraktilen Funktion ischämischer Myokardareale zeigt sich nach Applikation einer äquipotenten Dosis von Propranolol keine wesentliche Änderung der ischämischen Hypokinesie (vgl. Abb. 2b). Die Zunahme der enddiastolischen Länge sowohl im ischämischen Areal als auch im Kontrollbereich signalisiert eine allgemeine Zunahme der enddiastolischen und endsystolischen Volumina des linken Ventrikels.

Die Herzfrequenz fiel in beiden Gruppen bereits nach der ersten Gabe von 0,1 mg/kg KG auf 80% (Gruppe M) bzw. 85% (Gruppe P) des Kontrollwerts nach Plazierung der Koronarstenose ab. Nach insgesamt 1,0 mg/kg KG sank die Frequenz in beiden Serien auf 74% des Ausgangswertes (vergl. Abb. 6 oben).

In Abb. 3 sind die enddiastolische Länge und die Verkürzungsamplitude Δ L im ischämischen Areal (EDL_1, ΔL_1) und im Kontrollbereich (EDL_3, ΔL_3) dargestellt. Die Werte sind in Prozent des Ausgangswertes nach Plazierung der Koronarstenose gegeben. Durch Stenosierung des Ramus descendens anterior nimmt die enddiastolische Länge in diesem Bereich, aber auch im Kontrollareal, als Ausdruck einer allgemeinen Dilatation des linken Ventrikels zu. Nach Gabe von Metoprolol ändert sich die enddiastolische Länge im ischämischen Areal nicht wesentlich, während nach Propranolol ein leichter Anstieg ($p > 0{,}05$) zu verzeichnen war. Im Versorgungsbereich des Ramus circumflexus stieg die enddiastolische Länge mit Erhöhung der Betablockerdosis in beiden Gruppen an. Statistisch ergaben sich hier keine signifikanten Unterschiede.

◁ **Abb. 2 a,b.** Einfluß von 0,1 mg/kg Metoprolol bzw. Propranolol auf die Funktion des linken Ventrikels und das Kontraktionsverhalten ischämischer (L_1, L_2) und normal perfundierter (L_3) Myokardsegmente. Nach Gabe von Metoprolol kommt es zu einer weitgehenden Normalisierung der ischämischen Dysfunktion. Im Gegensatz dazu zeigt sich nach Applikation von Propranolol ein Anstieg der enddiastolischen Segmentlänge bei unverändert hypokinetischem Funktionsmuster.

LVedP enddiastolischer Druck im linken Ventrikel; *LVP* Druck im linken Ventrikel; *dP/dt* Druckänderungsgeschwindigkeit im linken Ventrikel; *AoP* Aortendruck; L_1 ischämisches Myokardsegment; L_2 marginales Myokardsegment; L_3 Kontrollsegment

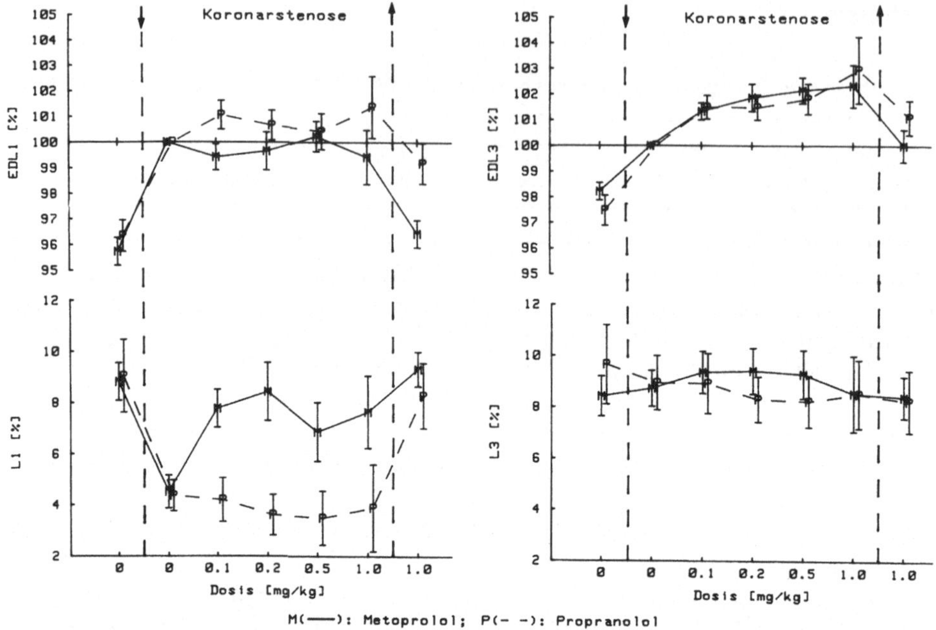

Abb. 3. Der Einfluß von Metoprolol (*M*) und Propranolol (*P*) auf die kontraktile Funktion des ischämischen (L_1) und normal perfundierten Myokards (L_3). (Mittelwerte ± SEM). *EDL* enddiastolische Segmentlänge in Prozent des Wertes nach Plazierung der Koronarstenose; *L* Verkürzungsamplitude in Prozent der aktuellen *EDL*. Die Pfeile kennzeichnen die Plazierung (↓) bzw. Eröffnung (↑) der Koronarstenose. (Erklärung im Text)

Die Verkürzungsamplitude während der Ejektionsphase, die in Prozent der aktuellen enddiastolischen Länge angegeben wird, fiel nach Plazierung der Koronarstenose im abhängigen Myokardbereich von 8,8 ± 0,7% und 9,0 ± 1,4% auf 4,5 ± 0,7% und 4,4 ± 0,6% ab. Im Kontrollbereich zeigten sich dagegen keine signifikanten Änderungen. Metoprolol führte zu einer ausgeprägten Verbesserung der kontraktilen Funktion im ischämischen Myokard (L_1). Die Verkürzungsamplitude stieg auf 77% an und erreichte mit steigender Dosis nahezu den Kontrollwert vor Einschränkung der Koronarperfusion. Es ist bemerkenswert, daß die größte Änderung bereits nach der ersten Gabe von 0,1 mg/kg KG Metoprolol eintrat.

Im Gegensatz dazu wurde die ischämische Hypokinesie nach Gabe von Propranolol noch verstärkt. Die Verkürzungsamplitude der Segmente im Kontrollbereich stieg initial unter Metoprolol leicht an, während in der Propranololserie ein Abfall erkennbar wurde. Diese Änderungen waren statistisch jedoch nicht signifikant. Nach Eröffnung der Koronarstenose und Reperfusion sank die enddiastolische Länge in beiden Segmenten, erreichte jedoch nur im Vorderwandbereich in der Metoprololgruppe wieder den Kontrollwert.

In der Abb. 4 sind Drucklängenschleifen dargestellt. Auf der Abszisse ist die Länge, auf der Ordinate der Druck aufgetragen. Während jedes Herzzyklus wird die Schleife einmal durchlaufen. Während der Füllungsphase nimmt die Länge bei nur geringem

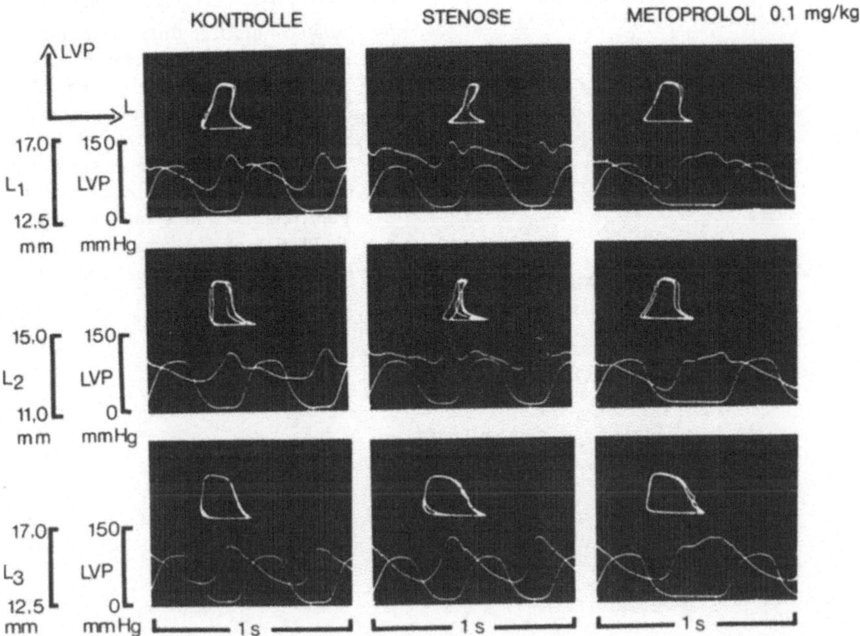

Abb. 4. Druck-Längenschleifen der subendokardialen Myokardsegmente L_1, L_2 und L_3 unter Kontrollbedingungen, nach Stenosierung der LAD und nach Applikation von 0,1 mg/kg Metoprolol. Durch Einschränkung der Koronarperfusion kommt es zu einer Hypokinesie in dem abhängigen Myokardareal mit Verminderung der Verkürzungsamplitude und Reduktion der von der Schleife umschriebenen Fläche. Nach Gabe von 0,1 mg/kg Metoprolol zeigt sich eine weitgehende Normalisierung der Funktion in diesem Bereich. (Weitere Erklärung im Text)

Anstieg des Druckes zu. In der isovolumetrischen Periode kommt es nun zu einem starken Druckanstieg. Änderungen der Länge sind hier Ausdruck der Ventrikelumformung während der Druckerzeugung. Nach Aortenklappenöffnung nimmt die Länge während der Ejektion kontinuierlich ab. In der Relaxationsphase fällt der Druck bis zur AV-Klappenöffnung ab und die Schleife schließt sich. Die von der Druck-Längenschleife umschriebene Fläche ist ein Maß für die vom Myokardsegment geleistete Arbeit. Die Abbildung zeigt an Hand eines Beispiels die Druck-Längenschleifen der Segmente L_1, L_2 und L_3. Im unteren Teil jeder Teilabbildung ist der dynamische Verlauf der Einzelsignale Druck und Länge abgebildet, aus denen die Schleife erzeugt wurde. Nach Plazierung der Koronarstenose lassen die Drucklängenschleifen des ischämischen Segments L_1 und des marginalen Segments L_2 gegenüber der Kontrolle eine ausgeprägte Abnahme der Fläche als Ausdruck der durch die Ischämie stark eingeschränkten segmentalen Arbeit erkennen. Die vom intakten Restmyokard kompensatorisch übernommene Mehrarbeit spiegelt sich in einer Zunahme der Fläche der Drucklängenschleife in L_3 bei höherer enddiastolischer und endsystolischer Segmentlänge. Nach Gabe von Metoprolol kommt es, wie beim Vergleich mit den Kontrollwerten erkennbar wird, zu einer weitgehenden Normalisierung der segmentalen Arbeit. Da nach Gabe von Propranolol keine deutlichen Änderungen erkennbar waren, wurde auf eine Darstellung verzichtet.

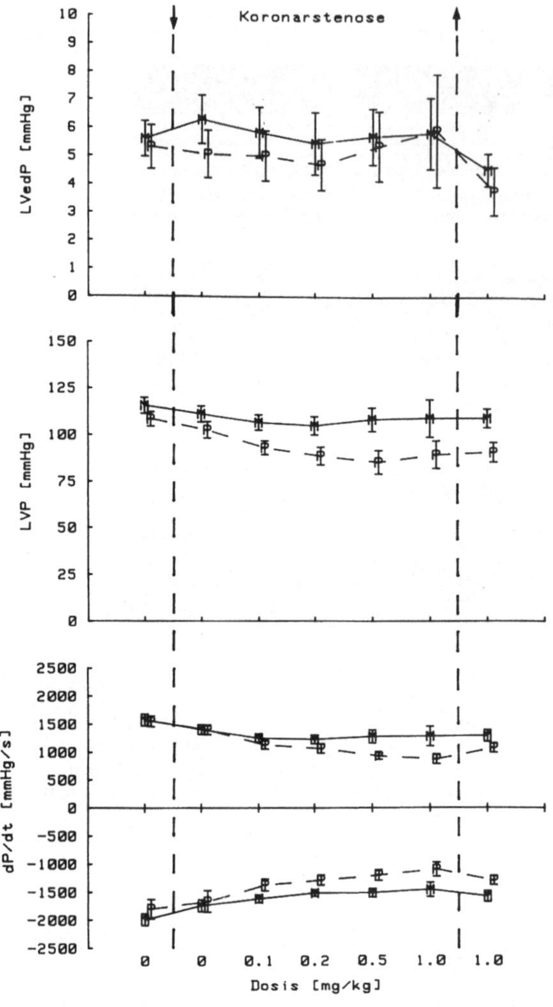

Abb. 5. Das Verhalten der linksventrikulären Funktion unter steigender Dosierung von Metoprolol (*M*) und Propranolol (*P*). (Mittelwerte ± SEM). *LVedP* enddiastolischer Druck im linken Ventrikel; *LVP* Druck im linken Ventrikel; *dP/dt* maximale Geschwindigkeit der Druckänderung im linken Ventrikel. Die Pfeile kennzeichnen die Plazierung (↓) bzw. Eröffnung (↑) der Koronarstenose. (Erklärung im Text)

Die Effekte der beiden Betablocker auf die globale linksventrikuläre Funktion sind in Abb. 5 dargestellt. Der linksventrikuläre enddiastolische Druck wurde in beiden Gruppen durch die Applikation von Betablockern nicht signifikant beeinflußt. Bei Berücksichtigung des deutlichen Anstiegs der enddiastolischen Länge im nicht ischämischen Myokard (vgl. Abb. 3) läßt der unveränderte enddiastolische Druck auf eine Zunahme der myokardialen Compliance schließen.

Der linksventrikuläre Spitzendruck fiel in beiden Gruppen, stärker jedoch in der Propranololserie ab. Die Druckanstiegsgeschwindigkeit, die unter den gegebenen Bedingungen als Index für den kontraktilen Zustand gelten darf, nahm unter Betablockade in beiden Gruppen progredient mit steigender Dosierung ab. Der negativ-inotrope Effekt von Propranolol war jedoch signifikant stärker.

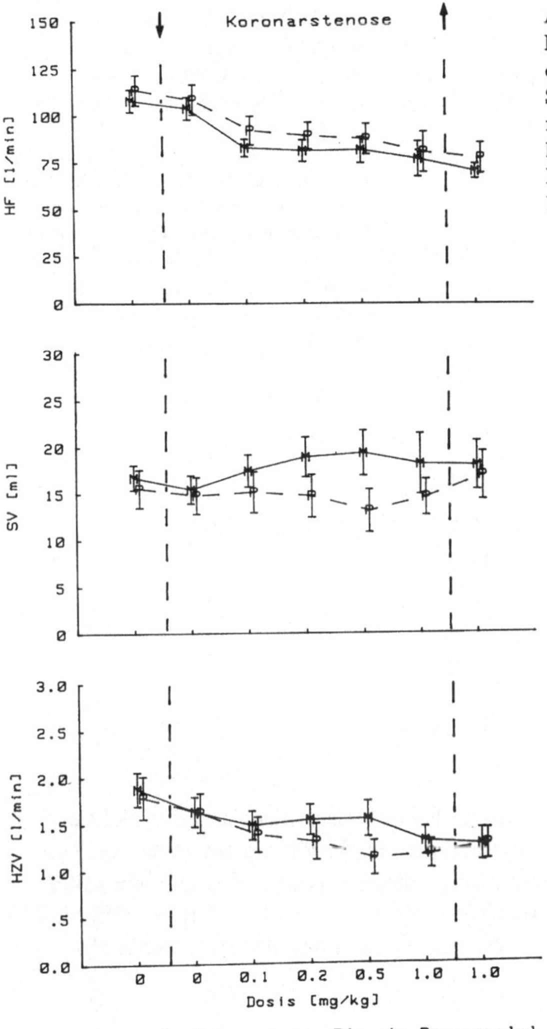

Abb. 6. Einfluß von Metoprolol (*M*) und Propranolol (*P*) auf die Pumpfunktion des linken Ventrikels. (Mittelwerte $\pm$ SEM). *HF* Herzfrequenz; *SV* Schlagvolumen; *HZV* Herzzeitvolumen. Die Pfeile kennzeichnen die Plazierung (↓) bzw. Eröffnung (↑) der Koronarstenose. (Erklärung im Text)

Beide Substanzen Metoprolol und Propranolol führten hauptsächlich über eine Senkung der Herzfrequenz zu einer Verminderung des Herzzeitvolumens (HZV). Das Schlagvolumen nahm nach Gabe von Metoprolol zu. Dagegen zeigte sich in der Propranololgruppe mit Erhöhung der Dosis keine wesentliche Änderung (vgl. Abb. 6).

In Abb. 7 sind der Koronarperfusionsdruck und das Stromzeitvolumen im Ramus descendes anterior dargestellt. Durch Einengung der Koronararterie fiel der Fluß auf 49 bzw. 48% des Ausgangswertes ab. Dieser Wert steht in direkter Beziehung zu der Einschränkung der Funktion in diesem Myokardareal.

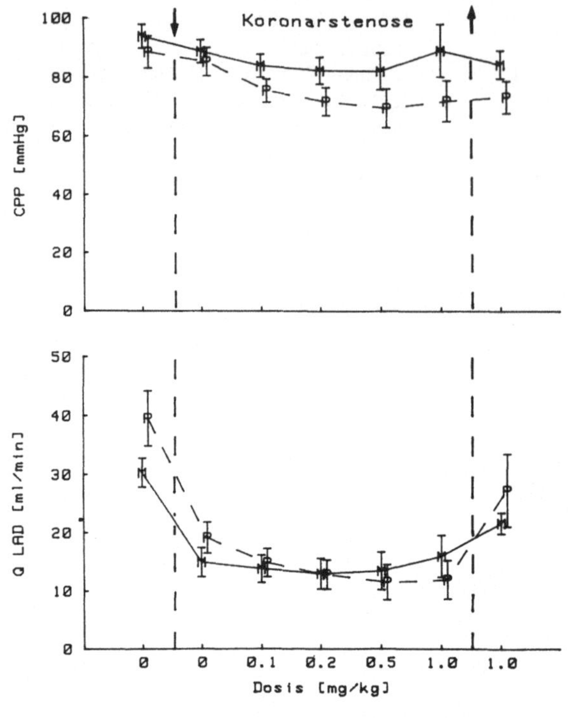

Abb. 7. Der Einfluß von Metoprolol (*M*) und Propranolol (*P*) auf den koronaren Perfusionsdruck (*CPP*) und den Fluß im Ramus descendens anterior der linken Koronararterie (*QLAD*). (Mittelwerte ± SEM). Durch Stenosierung der Koronararterie (↓) sinkt der Koronarfluß auf 50% des Ausgangswertes ab. Nach Eröffnung der Stenose (↑) nimmt das Stromzeitvolumen wieder zu, erreicht jedoch nicht mehr die Kontrollwerte. Die Pfeile kennzeichnen die Plazierung (↓) bzw. Eröffnung (↑) der Koronarstenose. (Erklärung im Text)

Während durch Metoprolol der Koronarfluß im Ramus descendens anterior nicht erkennbar beeinflußt wurde, zeigte sich mit zunehmender Erhöhung der Dosis von Propranolol ein progredienter Abfall der Perfusion in diesem Bereich. Ein ähnliches Bild ergibt sich bei Betrachtung der Koronarperfusionsdrucke in beiden Gruppen. Hier fällt der Druck in der Propranololgruppe deutlich stärker als in der Metoprololserie ab.

Diskussion

Das Ziel dieser Studie war, die Wirkung von Betablockern auf die kontraktile Funktion des minderperfundierten (partiell ischämischen) Myokards zu untersuchen. Diese Arbeit unterscheidet sich somit von anderen Studien, bei denen der Einfluß dieser Pharmaka in Infarktmodellen im Hinblick auf Schwere und Ausdehnung des ischämischen Schadens untersucht wurde [8, 14, 16, 19]. Die Wertigkeit des verwendeten Modells im Hinblick auf Genauigkeit und Stabilität wurde bereits in früheren Arbeiten mehrfach dokumentiert [10, 11]. In beiden Gruppen wurden vergleichbare Ausgangsbedingungen erreicht. Durch Reduktion der Koronarperfusion um 50% wurde eine Hypofunktion im abhängigen Myokardareal mit Abnahme der Verkürzungsamplitude während der Ejektionsphase von ebenfalls 50% erreicht. Die nach Reperfusion gemessenen

Kontraktionsamplituden im linksventrikulären Vorderwandbereich entsprechen den Kontrollwerten und zeigen damit deutlich, daß durch die temporäre Minderperfusion kein irreversibler Myokardschaden entstanden war. Die am Ende der Untersuchung bei Vergleich mit der Kontrollgruppe höheren enddiastolischen Längen sind Ausdruck der negativ-inotropen Wirkungskomponente der Betablocker, die sich auch in der reduzierten Muskel- und Pumpfunktion des Gesamtventrikels offenbart. Nach Eröffnung der Koronarstenose stiegen der linksventrikuläre Druck und dP/dt in der Propranololgruppe vergleichsweise stärker an. Diese Verbesserung der globalen Funktion läuft parallel mit der Restitution der im linksventrikulären Vorderwandbereich stark eingeschränkten kontraktilen Funktion. Der Koronarfluß stieg in der frühen Reperfusionsperiode um 200–250% an und erreichte nach Abklingen der hyperämischen Phase Werte, die jetzt unter den Kontrollwerten lagen. Dieser Befund steht in Einklang mit dem unter Betablockern verminderten Sauerstoffbedarf. Schließlich wurde durch die Gabe von Betablockern in beiden Gruppen eine vergleichbare Abnahme der Herzfrequenz erreicht.

Das wichtigste Ergebnis dieser Untersuchung ist der Befund, daß durch Metoprolol eine akute ischämische Dysfuktion in einem nicht irreversibel geschädigten Myokard günstig beeinflußt, d.h. eine weitgehend normale Funktion wiederhergestellt werden kann. Im Gegensatz dazu resultierte nach Applikation von Propranolol sogar eine Verstärkung der Dysfunktion. Ähnliche Befunde in einem vergleichbaren Modell fanden Buck und Mitarbeiter [4] in einer Untersuchung, in der sie die Effekte von Propranolol, Practolol und Bevantolol verglichen. Nur nach Gabe des kardioselektiven Blockers Bevantolol kam es zu einem Anstieg der subendokardialen Perfusion ischämischer Myokardareale und zu einer positiven Beeinflussung der ischämischen Dysfunktion. Dagegen konnten die Autoren bei Propranolol und Practolol keine signifikanten Effekte zeigen. Im Gegensatz dazu stehen die Ergebnisse von Tomoike et al. [20] und Theroux und Mitarbeitern [19] die eine Verbesserung des Koronarflusses und der kontraktilen Funktion im ischämischen Myokard nach Gabe von Propranolol beobachteten. Tomoike et al. [20] fanden einen 40%-igen Anstieg des Koronarflusses nach Propranolol. Diese exzessive Zunahme des Koronarflusses bei ausgeschöpfter Koronarreserve in dem minderperfundierten Myokardareal bleibt hinsichtlich des Wirkungsmechanismus unklar. In der vorliegenden Untersuchung blieb der Fluß im Ramus descendens anterior über den gesamten Dosierungsbereich von Metoprolol konstant, fiel jedoch mit zunehmender Dosis von Propranolol progredient ab.

Wenn der Sauerstoffverbrauch des nicht ischämischen Muskels durch die negativ inotrope und chronotrope Wirkung des Betablockers abnimmt, könnte eine durch Autoregulation ausgelöste Vasokonstriktion in diesem Bereich zu einer Umverteilung des Flusses zugunsten einer verbesserten Perfusion der ischämischen Region über Kollateralen führen. Die durch Betablocker induzierte Bradykardie könnte weiter die subendokardiale Perfusion durch Verlängerung der diastolischen Perfusionszeit verbessern. Beide Mechanismen sollten jedoch bei beiden Betablockern Metoprolol und Propranolol zum Tragen kommen und können folglich die unterschiedlichen Effekte nicht erklären. Der Abfall des Koronarperfusionsdruckes, der in der Propranolol-Gruppe stärker ausgeprägt war, erscheint zum Teil für die in dieser Serie beobachtete Abnahme des Koronarflusses im Ramus descendens anterior verantwortlich. Die geringen Unterschiede in der orthograden Koronarperfusion zwischen beiden Gruppen sind jedoch als alleinige Erklärung für die unterschiedlichen Auswirkungen der Betablocker auf die Mechanik des ischämischen Myokards nicht ausreichend. Eine Umverteilung des Koronarflusses im Sinne der von Buck und Mitarbeitern [4] und Grosse et al. [9] diskutierten Verbesserung der Perfusion subendokardialer Myokardschichten, die nur unter dem $beta_1$-selektiven Blocker erkennbar wurde, könnte die in dieser Studie gefundenen unterschiedlichen Effekte erklären. Einschränkend ist jedoch zu bemerken, daß Berdeaux et al. [3] und Warltier und Mitarbeiter [21] auch unter Propranolol dieses Umverteilungsphänomen beobachteten. Dabei fiel der Koronarfluß in den epikardialen Myokardschichten ab, stieg aber subendokardial sowohl im intakten als auch ischämischen Myokard an [3]. Dieser direkte Effekt von Propranolol auf den Koronarwiderstand wird durch die Blockade von $Beta_2$-Rezeptoren und der daraus resultierenden Freisetzung α-adrenerger Aktivität erklärt. Dabei scheint die unterschiedliche Verteilung der $Beta_2$-Rezeptoren am Koronarsystem eine wichtige Rolle zu spielen. Nach Untersuchungen von Zuberbuhler und Bohr [23] nimmt die Dichte der $Beta_2$-Rezeptoren an den Gefäßen vom Epikard zum Endokard hin ab. Im ischämischen Bereich ist eine maximale Vasodilatation der kleinen Gefäße als Folge der durch die Gewebshypoxie entstandenen lokalen Azidose zu erwarten. Ob jedoch größere Koronararterien im ischämischen Areal durch erhöhte α-adrenerge Stimulation beeinflußt werden, ist unklar. Mastall und Parnatt [16] vermuteten, daß es in diesen Gefäßabschnitten zu einer Vasokonstriktion und damit zu einer Verminderung des Koronarflusses kommt.

In Bezug auf die Gesamtventrikelfunktion ließ sich bei beiden Pharmaka ein negativ inotroper Effekt mit Zunahme der diastolischen und systolischen Ventrikeldimensionen mit verminderter Herzarbeit und reduziertem kontraktilen Zustand nachweisen. Die myokarddepressive Wirkung war unter Metoprolol deutlich geringer. Die Bedeutung dieses Befundes bezüglich der unterschiedlichen Wirkung von Metoprolol und Propranolol auf das ischämische Myokard ist noch ungeklärt.

Schlußfolgerung

Diese Ergebnisse haben gezeigt, daß die eingeschränkte kontraktile Funktion im ischämischen Myokard durch die Gabe des kardioselektiven Betablockers Metoprolol unter den gegebenen Bedingungen verbessert werden kann. Im Gegensatz dazu führte die Applikation von Propranolol zu einer weiteren Verstärkung der ischämischen Dysfunktion. Als Wirkungsmechanismus muß eine Verbesserung der gestörten Sauerstoffbilanz durch Erhöhung des Angebots bei gleichzeitiger Verminderung des Sauerstoffbedarfs diskutiert werden. Da die Abnahme des Sauerstoffbedarfs bei Berücksichtigung der Größenordnung der erzielten hämodynamischen Änderungen vergleichbar erscheint, dürften die hier gezeigten Unterschiede zwischen Metoprolol und Propranolol in einer unterschiedlichen Wirkung auf das Sauerstoffangebot zu suchen sein. Obwohl einige experimentelle Befunde für eine verbesserte Perfusion der subendokardialen Schichten ischämischer Myokardanteile bei Gabe von kardioselektiven Betablockern sprechen, ist die Bedeutung der $Beta_1$- bzw. $Beta_1$- und $Beta_2$- Affinität im Hinblick auf die Koronarperfusion noch nicht gesichert.

Die Autoren danken Frau C. Schülgen, Frau E. Frankl, Frau A. Bernhard-Abt und Herrn K. Gebhardt für die ausgezeichnete Assistenz bei der Durchführung der Versuche.

Literatur

1. Ablad B, Carlsson B, Carlsson E, Dahlöf C, Ek L, Hultberg E (1974) Cardiac effects of β-adrenergic receptor antagonists. Advanc Cardiol 12:290–302
2. Ablad B, Borg KO, Carlsson E, Ek L, Johnsson G, Malmfors T, Regardh CG (1975) A survey of pharmacological properties of metoprolol in animals and man. Acta pharmacol et toxicol 36:(suppl V) 7–23
3. Berdeaux A, DaCosta CP, Garnier M, Boissier JR, Giudicelli JF (1978) Beta adrenergic blockade, regional left ventricular blood flow, and ST-segment elevation in canine experimental myocardial ischemia. J Pharmacol Exp Ther 205:646–656
4. Buck JD, Gross GJ, Warltier DC, Jolly SR, Hardmann HF (1979) Comparative effects of cardioselective versus noncardioselective beta blockade on subendocardial blood flow and contractile function in ischemic myocardium. Am J Cardiol 44:657–663
5. Elliot WC, Stone JM (1969) Beta adrenergic blocking agents for the treatment of angina pectoris. Progr Cardiovasc Dis 12:83–98
6. Franklin DL, Kemper WS, Patrick T, McKown D (1973) Technique for continuous measurement of regional myocardial segment dimensions in chronic animal preparations (abstr.) Fed Proc 32:343
7. Gillam PMS, Prichard BNC (1966) Propranolol in the therapy of angina pectoris. Am J Cardiol 18:366–369
8. Gold HK, Leinbach RC, Maroko PR (1976) Propranolol induced reduction of signs of ischemic injury during acute myocardial infarction. Am J Cardiol 38:689–695
9. Gross GJ, Buck JD, Warltier DC, Hardmann HF (1979) Beneficial actions of bevantolol on subendocardial blood flow and contractile function in ischemic myocardium. J Cardiovasc Pharmacol 1:139–147
10. Hagl S, Heimisch W, Meisner H, Erben R, Baum M, Mendler N (1977) The effect of hemodilution on regional myocardial function in the presence of coronary stenosis. Basic Res Cardiol 72:344–364
11. Hagl S, Froer KL, Heimisch W, Braun E, Gebhardt K, Mendler N (1977) Der Einfluß von Nitraten auf die Funktion des ischämischen Myokards. Thoraxchirurgie 25:219–229
12. Heimisch W, Hagl S, Gebhardt K, Mendler N, Meisner H (1980) Direct measurement of cyclic changes in ventricular wall geometry. EURSBM 12 (Suppl. I):114
13. Hjalmarson A, Herlitz J, Malek I, Ryden L, Vedin A, Waldenström A, Wedel H, Elmfeldt D, Holmberg S, Nyberg G, Swedberg K, Waagstein F, Waldenström J, Wilhelmsen L, Wilhelmsson C (1981) Effect on mortality of metoprolol in acute myocardial infarction. Lancet 2:823–827
14. Libby P, Maroko PR, Covell JW, Malloch CI, Ross J, Braunwald E (1973) Effect of practolol on the extent of myocardial ischaemic injury after experimental coronary occlussion and its effects on ventricular function in the normal and ischaemic heart. Cardiovasc Res 7:167–173
15. Lochner W, Müller-Ruchholtz ER, Lösch HM, Grund E (1977) Kreislaufwirkungen einer Beta-Blockade bzw. beta-adrenergen Stimulation unter besonderer Berücksichtigung des kapazitiv venösen Systems des großen Kreislaufs. In: Mäurer W, Schörnig A, Dietz R, Lichtlen PR (Hrsg) Beta Blockade 1977. Thieme, Stuttgart
16. Marshall RJ, Parratt JR (1976) Comparative effects of propranolol and practolol in the early stages of experimental canine myocardial infarction. Br J Pharmacol 57:295–303
17. Nayler WG, Yepez CE, Fassold E, Ferrari R (1978) Prolonged protective effect of propranolol on hypoxic heart muscle. Am J Cardiol 42:217–225
18. Prichard BNC (1974) Beta adrenergic receptor blocking drugs in angina pectoris. Drugs 7:55

19. Theroux P, Franklin D, Ross J Jr, Kemper S (1974) Regional myocardial function during acute coronary artery occlussion and its modification by pharmacologic agents in the dog. Circ Res 35:896–908
20. Tomoike H, Ross J Jr, Franklin D, Crozatier B, McKown D, Kemper WS (1978) Improvement by propranolol of regional myocardial dysfunction and abnormal coronary flow pattern in conscious dogs with coronary narrowing. Am J Cardiol 41:689–696
21. Warltier DC, Gross GJ, Hardman HF (1976) Effect of propranolol on regional myocardial blood flow and oxygen consumption. J Pharmacol Exp Ther 198:435–443
22. Warren SG, Brewer DL, Orgain ES (1976) Long term propranolol therapy for angina pectoris. Am J Cardiol 37:420–426
23. Zuberbuhler RC, Bohr DF (1965) Responses of coronary smooth muscle to catecholamines. Circ Res 16:431–440

Beta-Blockade und periphere Durchblutung

C. Diehm und H. Mörl

Zusammenfassung

Betablocker beeinflussen die periphere Durchblutung sowohl beim Gefäßgesunden als auch bei Patienten mit manifester peripherer Verschlußkrankheit. Bislang galt der Einsatz von Betarezeptorenblockern beim Vorliegen einer peripheren arteriellen Verschlußkrankheit (AVK) als relativ kontraindiziert. An jeweils 20 männlichen hypertonen Patienten (Stadium I, WHO) mit arterieller Verschlußkrankheit vom Becken-Oberschenkeltyp (Stadium IIa und IIb nach Fontaine) wurde der Einfluß einer einmaligen Gabe von 40 mg Propranolol bzw. 100 mg Metoprolol auf die periphere Durchblutung untersucht. Danach wurden die Patienten chronisch mit 3 x 40 mg Propranolol bzw. 2 x 100 mg Metoprolol behandelt. Nach vier Wochen sank der systolische Blutdruck in beiden Gruppen signifikant ab. Desgleichen verminderte sich der systolische, mit Ultraschalldopplersonde gemessene Druck in der A. tib. posterior signifikant. In beiden Gruppen verminderte sich die mittels Venenverschlußplethysmographie gemessene Ruhedurchblutung und die Durchblutung in reaktiver Hyperämie in der Tendenz, ohne signifikant zu werden. Trotz absoluter Trainingskarenz verbesserte sich die schmerzfreihe Gehstrecke in beiden Gruppen (in der Propranololgruppe von 210 auf 350 m; in der Metoprololgruppe von 255 auf 380 m). Sowohl Propranolol als auch Metoprolol zeigen bei Claudicatio intermittens-Patienten keine negativen Effekte auf die periphere Durchblutung und hinsichtlich der klinischen Symptomatik. Im Claudicatio-intermittens-Stadium sind deshalb Betablocker nicht als kontraindiziert anzusehen.

Die Regulation der peripheren Durchblutung ist beim Gefäßgesunden nicht vergleichbar mit der bei arterieller Verschlußkrankheit, bei der die metabolischen Autoregulation dominierend wird und die sympathische Regualtion in den Hintergrund tritt.

Einleitung

Bei der Behandlung der koronaren Herzkrankheit und bei der Hypertonie spielen Betarezeptorenblocker eine bedeutende Rolle [11, 19, 28]. Beide Krankheiten treten häufig zusammen mit einer AVK auf. Neuere Studien belegen, daß bei einer koronaren Herzkrankheit in 30–50% mit einer teils noch asymptomatischen, teils manifesten AVK gerechnet werden muß [1, 12, 13, 16]. Betablocker gelten bislang beim Vorliegen einer peripheren Durchblutungsstörung als kontraindiziert. In der Literatur finden sich Berichte über einzelne Patienten, bei denen sich während der Behandlung mit Betablocker asymptomatische Verschlüsse manifestierten, bereits bestehende Claudicatio-intermittens-Beschwerden zunahmen und Nekrosen auftraten [9, 10, 15, 20, 26, 27, 29].

Dabei handelt es sich um Einzelfallbeschreibungen, weshalb sich ein kausaler Zusammenhang nicht belegen läßt. Kontrollierte Untersuchungen zu dieser Fragestellung fehlen bislang. In einer Pilotstudie berichteten wir über die Wirkungen einer akuten und chronischen Behandlung mit Propranolol bei 16 hypertonen Patienten mit manifester peripherer arterieller Verschlußkrankheit im Stadium II nach Fontaine. Trotz einer Senkung des systemischen Blutdrucks traten bei diesen Patienten keine ungünstigen Effekte bezüglich der peripheren Zirkulation auf. Im Gegenteil, unter einer chronischen Betablockerbehandlung verlängerte sich sogar die schmerzfreie Gehstrecke der Claudicatio-Patienten [7].

In der vorliegenden Studie untersuchten wir die Auswirkungen einer akuten und chronischen Behandlung mit Propranolol und dem $beta_1$-selektiven Rezeptorenblocker Metoprolol bei Claudicatio-intermittens-Patienten. Dabei sollte die Frage geklärt werden, ob Betablocker zu gravierenden Nebenwirkungen führen und ob beim Vorliegen von peripheren Durchblutungsstörungen den sog. kardioselektiven Betablockern den Vorzug zu geben sei.

Patienten und Methodik

Die Untersuchungen wurden jeweils an 20 männlichen Patienten im Alter von durchschnittlich 58,2 $\pm$ 6,5 Jahren durchgeführt. Bei allen Patienten lagen eine angiographisch gesicherte periphere Verschlußkrankheit vom Becken-Oberschenkel-Typ im Stadium II nach Fontaine und eine arterielle Hypertonie (WHO Stadium I) vor. Gewichtige Kontraindikationen für die Verabreichung von Betablockern waren nicht gegeben. Die Patienten waren bisher nicht antihypertensiv und antianginös behandelt worden. Alle Patienten befanden sich im steady state, d.h. die schmerzfreie Gehstrecke dieser Patienten hatte sich in den letzten 3 Monaten vor der Untersuchung nicht verändert.

Folgende Parameter wurden untersucht

Systolischer und diastolischer (Korotkoff-Ton Phase V) Blutdruck, Herzfrequenz, zusätzlich am kranken Bein die schmerzfreie Gehstrecke auf dem Laufband (Geschwindigkeit 3 km/h; 10% Steigerung), Dopplerdruckmessung über der A. tib. post. in Relation zur ipsolateralen Arteria radialis, Venenverschlußplethysmographie in Ruhe und peak-flow-Messungen nach dreiminütiger Ischämie (Dehnungs-Meßstreifen-Plethysmograph Periquant der Fa. Gutmann, Eurasburg/Obb.). Die Messungen wurden zu folgenden Zeitpunkten durchgeführt: Ausgangswert nach 20minütiger Ruhezeit, daran anschließend 90 Minuten nach oraler Verabreichung von 40 mg Propranolol (Dociton®) bzw. 100 mg Metoprolol (Beloc®) sowie in zwei- und vierwöchigen Abständen während oraler Dauermedikation von Propranolol in Tagesdosen von 3–40 mg. Metoprolol wurde über einen Zeitraum von 8 Wochen in einer Dosis von täglich 2 x 100 mg verabreicht.

Alle Patienten wurden aufgefordert, während des Untersuchungszeitraumes ihre Gewohnheiten bezüglich der körperlichen Aktivität beizubehalten.

Ergebnisse

90 Minuten nach oraler Gabe von 40 mg Propranolol sank der systemische Blutdruck statistisch signifikant vom Ausgangswert 174/106 mmHg auf 155/93 mmHg, die Herzfrequenz von 75 auf 66 Schläge/min ($p < 0{,}01$). In dem mit Metoprolol behandelten Patientenkollektiv sank der Blutdruck von 181/105 mmHg auf 163/96 mmHg, die Herzfrequenz von 72,6 auf 68 Schläge/min ($p < 0{,}001$). Die mittels Ultraschalldopplersonde gemessenen Drucke in der A. tib. post. sanken in beiden Gruppen ebenfalls statistisch signifikant (Tabellen 1 und 2). Die Venenverschlußplethysmographie in Ruhe und unter reaktiver Hyperämie zeigte sowohl in der Metoprolol- als auch in der Propranololgruppe keine signifikante Änderung, weder akut noch bei der Langzeitbehandlung (Tabellen 1 und 2). Die schmerzfreie Gehstrecke verminderte sich nach der akuten Gabe von 40 mg Propranolol nur geringgradig von 230 auf 220 m. Nach vier Behandlungswochen stieg die Gehstrecke allerdings signifikant auf 350 m an. In der Metoprololgruppe verlängerte sich die schmerzfreie Gehstrecke im Behandlungszeitraum von acht Wochen von 255 auf 348 m signifikant ($p < 0{,}001$) (Abb. 1). Alle angegebenen Werte sind Mittelwerte.

Tabelle 1. Einfluß von Propranolol auf die periphere Durchblutung bei Patienten mit Claudicatio intermittens (n = 20)

		vor Propranolol-gabe	90 min nach Gabe	nach 2 Wochen	nach 4 Wochen
Herzfrequenz (Schläge/min)		75	66[a]	65[a]	63[a]
Systemischer RR (mmHg)		174/106	155/93[a]	156/94[a]	159/63[a]
Systolische Dopplerdrucke A. tib. post. re (mmHg)		130	128	124[a]	119[a]
VVP	R.	2,3	1,9	2,1	2,0
	RH_3	11,2	11,4	9,9	10,3
Schmerzfreie Gehstrecke (Laufband 3 km/h 10% Steigung)		230 m	220 m	280 m[a]	350 m[a]

[a]Arithmetrische Mittelwerte ; Signifikanzen nach Student T-Test

Tabelle 2. Einfluß von Metoprolol auf die periphere Durchblutung bei Patienten mit Claudicatio intermittens (n = 20)

		vor Metoprololgabe	90 min nach Gabe	nach 2 Wochen	nach 4 Wochen	nach 8 Wochen
Herzfrequenz (Schläge/min)		72	68[a]	66[a]	66[a]	66[a]
Systemischer RR (mmHg)		181/105	163/96[a]	154/93[a]	151/91[a]	150/92[a]
Systolische Dopplerdrucke A. tib. post		123	114[a]	118[a]	118[a]	119[a]
VVP	R	2,24	2,27	2,24	2,23	2,31
ml/100 ml Gewebe/min	RH_3	9,96	9,28	9,18	10,67	9,68
Kontrollierte Gehstrecke (Laufband) (m)		225	230	286[a]	318[a]	348[a]

[a]Arithmetrische Mittelwerte – Signifikanzen nach Student T-Test

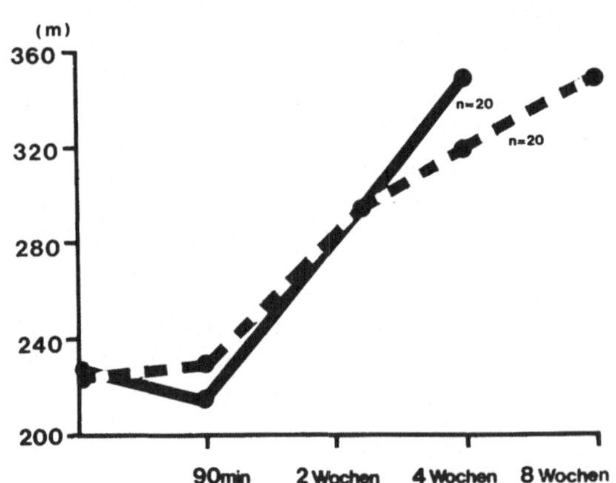

Abb. 1. Schmerzfreie Gehstrecke bei Claudicatio-intermittens-Patienten unter Propranolol (—) und Metoprolol (- -)

Statistik

Es wurde der Students-T-Test für abhängige Stichproben bei zweiseitiger Betrachtung verwendet. In einzelnen Fällen wurden die Signifikanzen mit dem Wilcoxon-Test überprüft, ohne daß Unterschiede hinsichtlich der Signifikanzen aufgetreten wären.

Nebenwirkungen

Bei der Untersuchung mit Propranolol fand sich nur bei einem Patienten eine geringgradige Abnahme der schmerzfreien Gehstrecke. Parästhesien, kalte Extremitäten oder eine Raynaud-Symptomatik in den Beinen oder Händen traten nicht auf: Im Kollektiv der mit Metoprolol behandelten Patienten traten keine Nebenwirkungen auf.

Diskussion

Betarezeptorenblocker führen bei Gefäßgesunden initial zu einer Erhöhung des peripheren Gesamtwiderstandes. Infolge einer Verminderung des Herzzeitvolumens kommt es am ruhenden, nicht arbeitenden Muskel zu einer reflexbedingten Erhöhung der alphaadrenergen Gefäßinnervation, wahrscheinlich via Betarezeptoren. Unter einer chronischen Betablockertherapie fällt der anfangs erhöhte Gefäßwiderstand bald unter das Ausgangsniveau ab [4, 24]. Bei der Beurteilung der Betablockerwirkung auf die periphere Hämodynamik spielt also der Zeitfaktor eine wichtige Rolle. Es gibt mehrere Untersuchungen, die gezeigt haben, daß kardioselektive Betablocker wie Metoprolol und Betablocker mit einer hohen sympathikomimetischen Eigenwirkung (ISA) wie Pindolol im Gegensatz zum nichtselektiv wirkenden Propranolol zu einem geringeren Anstieg des peripheren Widerstands führen [2, 5]. Das Auftreten von kalten Extremitäten unter der Behandlung mit Betarezeptorenblockern wird auf das relative Überwiegen der Alpharezeptoren infolge der Hemmung der gefäßdilatierenden Beta$_2$-Rezeptoren zurückgeführt [14]. Sollten bei Gefäßgesunden unter einer Betablockerbehandlung Symptome wie kalte Extremitäten, Kribbeln in den Beinen oder Claudicatio intermittens auftreten, empfiehlt sich der Einsatz von sog. kardioselektiven Beta$_1$-Rezeptorenblockern. Vom Wirkungsmechanismus her sind auch bei Betablockern mit sympathikomimetischer Eigenaktivität diese Nebenwirkungen seltener zu erwarten [17]. Beim Raynaud-Phänomen ist mit einer Betablockergabe Vorsicht geboten, weil bei Raynaud-Patienten eine präexistente Tonuserhöhung der Hautgefäße vorliegt. Dennoch kann auch bei vorbestehender Raynaud-Symptomatik ein Therapieversuch mit Betablockern erwogen werden.

Im Gegensatz zu den Bedingungen beim Gefäßgesunden liegt bei der arteriellen Verschlußkrankheit eine völlig andere Regulation der peripheren Durchblutung vor. Die arterielle Stenose führt, besonders bei muskulärer Beanspruchung, in den abhängigen Muskelregionen zu einer ausgeprägten Ischämie. Unter diesen ischämischen Bedingungen kommt es duch die metabolische Azidose zu einer maximalen Vasodilatation der arteriellen Gefäße, bedingt vorwiegend durch den stark gefäßerweiternd wirkenden Metaboliten Adenosin, ein Abbauprodukt des körpereigenen energiereichen Phosphats. Experimentelle Befunde zeigen, daß die reaktive Hyperämie der Haut und der Skelettmuskulatur, mit der Venenverschlußplethysmographie ermittelt, bei peripherer arterieller Verschlußkrankheit weitestgehend unabhängig von der Reaktionslage des sympathischen Nervensystems ist [8, 21, 22].

Dies erklärt die Beobachtung, daß die Sympathektomie bei Claudicatio-intermittens-Patienten auf die Muskeldurchblutung nur wenig Einfluß hat [6]. Man muß annehmen, daß in ischämischen Muskelbezirken die metabolische Azidose autoregulativ zu einer maximalen Gefäßdilatation führt und die sympathische Regulation keine Bedeutung hat [18, 22]. Brevetti u. Mitarb. konnten bei Patienten mit arterieller Verschlußkrankheit zeigen, daß der normalerweise auftretende postischämische Blutdruckabfall durch Propranolol in einen Anstieg umgewandelt wurde [3]. In allen Fällen war die mittels Venenverschlußplethysmographie gemessene periphere Durchblutung nach suprasystolischer Stauung erhöht. Die Erklärung stützt sich auf prästenotisch gelegene arteriovenöse Shunts, die infolge einer Erhöhung des alphaadrenergen Tonus durch Propranolol kontrahiert werden. Folgerichtig muß die vis a tergo in den arteriosklerotisch veränderten Arterien ansteigen; poststenotisch ist der Blutfluß damit erhöht. Damit kann die günstige Wirkung der Betarezeptorenblocker bei peripherer arterieller Verschlußkrankheit erklärt werden (Abb. 2).

Ein weiteres Modell für die Interpretation dieser Befunde bietet sich an (Abb. 3). Atheromatös veränderte Gefäße sind vasokonstriktorisch nicht mehr so gut beeinflußbar wie gesunde Gefäße. Beim Einsatz von Betablockern kommt es demnach vorwiegend in den gesunden noch reagiblen Gefäßen zu einer Vasokonstriktion. Daraus könnte eine günstige Blutumverteilung resultieren mit einer verbesserten Durchblutung ischämischer Bezirke. Im angelsächsischen Sprachraum wird dieses umgekehrte "Steal-Phänomen" deshalb auch als Robin-Hood-Phänomen bezeichnet. Möglicherweise spielen neben diesen hämodynamischen Effekten noch positive Einflüsse der Betablocker auf den Stoffwechsel des Skelettmuskels eine Rolle.

Die periphere Verschlußkrankheit im Claudicatio-intermittens-Stadium stellt demnach keine Kontraindikation für den Einsatz von Betablockern dar. Die vorliegenden Ergebnisse zeigen auch, daß bei manifesten Durchblutungsstörungen die Kardioselektivität eines Betablockers eine untergeordnete Rolle spielt. Schon eine früher vorgelegte Studie ergab, daß die Nebenwirkungsrate von Betablockern hinsichtlich der peripheren Durchblutung bei Verschlußkranken nicht häufiger ist als beim Einsatz anderer Antihypertensiva [25].

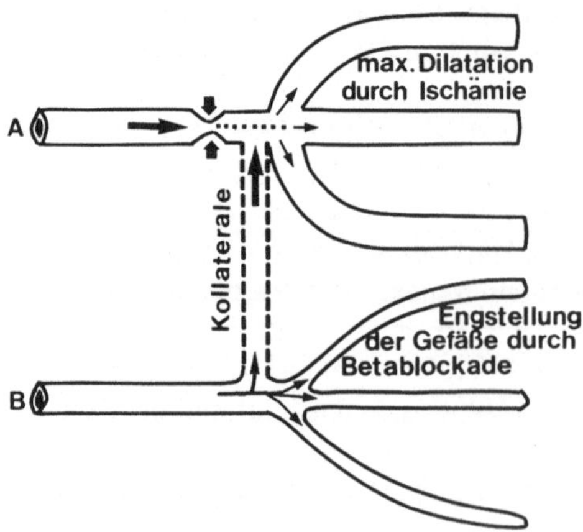

Abb. 2. Mehrdurchblutung ischämischer Muskelregionen nach Betablockade

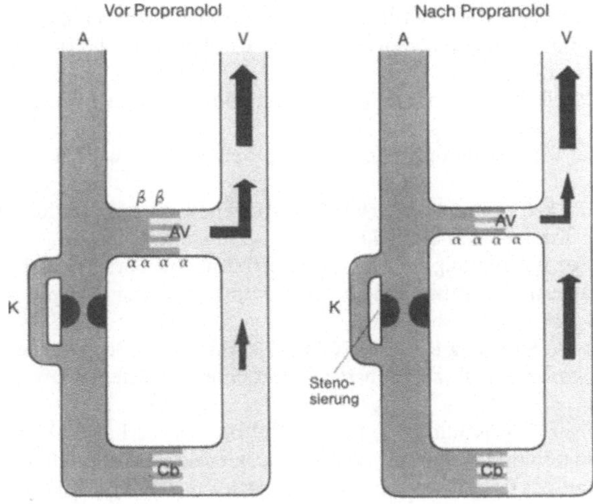

Abb. 3. Schematische Darstellung einer möglichen Blutumverteilung vor und nach der Gabe von Propranolol bei Patienten mit einer arteriellen Verschlußkrankheit. (*K* Kollaterale, *A* arterieller Schenkel, *V* venöser Schenkel)

Ein Großteil der von uns behandelten Patienten hatte nur mäßiggradig erhöhte Blutdruckwerte. Inzwischen hat sich gezeigt, daß auch normotone Patienten mit koronarer Herzkrankheit und Verschlußkrankheit ohne Nebenwirkungen mit Betablockern behandelt werden können. Vorsicht ist allerdings im Stadium IV geboten, wo Betablokker die Hautdurchblutung weiter verschlechtern können und somit trophischen Störungen Vorschub leisten würden.

Literatur

1. Bollinger A, Lichtlen P, Kaindl F, Mannheimer E (1972) Koinzidenzuntersuchungen bezüglich peripherer Arteriopathie und Koronarsklerose. Wien Z Inn Med 53:455
2. Bourdillon PD, Canepa-Anson R, Rickards AF (1979) Hemodynamic effects of intravenous Metoprolol. Am J Cardiol 44:1195
3. Brevetti G, Rengo F, Chiariello M, Paudice G, Lavvecchia G, Condorelli M (1977) The reduction of blood flow following ischemia in arteriopathic patients. Reversion of the phenomenon induced by propranolol. Angiology 28:687
4. Cäsar K (1978) Lokale Veränderungen des Gefäßwiderstandes unter Betablockade vor und nach Belastung. In: Mäurer W, Schömig A, Dietz R, Lichtlen PR (Hrsg) Betablockade. Thieme, Stuttgart, S 194
5. Clement DL (1980) Does betablockade effect blood flows to the limbs? In: Reinis Z, Pokorny J, Linhart J, Hild R, Schirger A (eds) Adaptability of vascular wall. Springer, Berlin Heidelberg New York, p 636
6. Coffman JD (1975) In: Zelis R (ed) The peripheral circulation. Grune & Stratton, New York, p 237

7. Diehm C, Comberg HU, Ey A, Mörl H, Schettler G (1981) Periphere arterielle Verschlußkrankheit: Keine absolute Kontraindikation von Betarezeptorenblockern. Dtsch med Wschr 106:1413–1415
8. Ehringer H (1969) Betaadrenerge Mechanismen und periphere Zirkulation. Wien med Wschr 119:108
9. Fogoros RN (1979) Exacerbation of intermittent claudication by propranolol. New Engl J Med 302:1089
10. Frohlich ED, Tarazi RC, Dustan HP (1969) Peripheral arterial insufficiency. A complication of beta-adrenergic blocking therapy. J Am med Ass 208:2471
11. Kaltenbach M, Guldner N (1971) Zur Behandlung der Koronarinsuffizienz mit Beta-Sympathikolytika. In: Dengler (Hrsg) Die therapeutische Anwendung betasympathikolytischer Stoffe. Schattauer, Stuttgart New York, S 124
12. Kriessmann A, Seidelmann W, Neiss A, Sebening H, Seidel KF (1979) Häufigkeit der peripheren arteriellen Verschlußkrankheit bei koronarer Herzkrankheit mit und ohne Herzinfarkt. Dtsch med Wschr 104:1604
13. Kübler W, Schütz E, Gries FA, Klinger H, Koschinsky T, Loogen F, Vogelberg KH (1974) Periphere arterielle Verschlußkrankheit, angiographisch nachweisbare Koronarsklerose und Konstellation von Risikofaktoren bei Patienten mit pektanginösen Beschwerden. Dtsch med Wschr 99:2301
14. Lundvall I, Järhult I (1976) Beta-adrenergic dilator component of the sympathetic vascular response in skeletal muscle. Acta physiol Scand 96:180
15. Marshall AJ, Roberts CJC, Barrit DW (1976) Raynaud's phenomenon as a side effect of betablockers in hypertension. Brit med J 1:1498
16. Matthes D, Opherk D, Mörl H (1978) Nachweis einer peripheren obliterierenden Arteriosklerose bei Patienten mit koronarer Herzkrankheit und eingeschränkter Koronarreserve. Vasa 7:138
17. Ohlson O, Lindell SE (1981) The effects of pindolol and prazosin in hand blood flow in patients with cold extremities and on treatment with β-blockers. Acta med Scand. 210:217
18. Pickering T (1979) Beta-blockers and the peripheral circulation. Brit med J 1:270
19. Prichard BNC (1964) Hypotensive action of pronethalol. Brit med J 1:1227
20. Rodger IC, Sheldon CD, Lerski RA, Linvingston WR (1976) Intermittend claudication complicating betablockade. Brit med J 1:1125
21. Sheperd JT (1964) Reactive hyperemia in human extremities. Circulat Res Suppl 1–76:14
22. Skinner NS In: Zelis R (ed) The Peripheral Circulation. Grune & Stratton, New York, p 57
23. Sorley MC, Warren DJ (1978) Effects of propranolol on the peripheral circulation. Brit med J 2:1598
24. Tarazi RC, Dustan HP (1972) Betaadrenergic blockade in hypertension. Practical and theoretical implications of long term hemodynamic variations. Am J Cardiol 29:633
25. Thulesius O, Gjöres JE (1972) Beta-adrenergic blockade and peripheral circulation. Vasa 1:145
26. Vale JA, Jeffers DB (1978) Peripheral gangrene complicating beta-blockade. Lancet I:1216
27. Vale JA, van de Pette SJ, Price TML (1977) Peripheral gangrene complicating beta-blockade. Lancet II:412
28. Wolfson S, Amseterdam E, Gorlin R (1970) Rationale for the use of beta-blockade as therapy for angina pectoris. In: Russel HJ, Zohmaid BL (eds) Coronary heart disease. Lippincott, Philadelphia, p 121
29. Zacharias FJ (1976) Patients acceptability of propranolol and the occurrence of side effects. Postgrad med J 52:87

Sachverzeichnis

Absetzsyndrom (bei β-Blocker-Therapie) 39
Acetylsalicylsäure 59
Adenosin 117
Adenylat-Zyklase 40
Adenylat-Zyklase-System 14, 36, 40
Adipositas 15
Adrenalin 1, 3, 20 ff., 43, 49
Adrenalinspiegel 21
Adrenozeptor
  Antikörper 39
  Subtypen 35
Ajmalin 97
Aktionspotential 6
Aktionspotentiale, monophasische 6
Aktivität
  intrinsisch sympathicomimetische 3
  körperliche 45 f.
  β-mimetische intrinsische 4
Alanin 21
Alkoholkonsum 30
Alprenolol 4, 18, 66 ff., 77, 89 f.
Amiodarone 97
AMP 7 f.
Analgetika 88
Angina pectoris 1, 4, 19, 62, 70 f., 87, 93, 95, 99
Angstsymptomatik 50
Antiarrhythmika 57, 62, 87
Antikoagulantien 57 f.
Aprinedin 62, 97
Arrhythmie 1, 4, 62, 77, 86, 93, 95
  ventrikuläre 66, 90, 94 f.
    bei Myokardinsuffizienz 95
Arteriolen 10
Arteriosklerotische Komplikationen 77
Asthma bronchiale 36, 39, 41 ff.
Atemwegserkrankungen, chronisch-obstruktive 41
Atenolol 4
Atropin 87
Austestung, elektrophysiologische 96 f.
Automatizität, myokardiale 6
Autoregulation, metabolische 113

Autoregulation, metabolische 113

AV-Blockierung 41

Barorezeptoren 6, 22
Belastung, körperliche 13, 16
Bevantolol 109
Bewegungssport 30
Bewegungstherapie 47, 49
Bewußtlosigkeit 22 f.
Bigeminus 94
Bindungsproteine 35
Blockade, adrenerge 19
β-Blocker 1, 96
  antianginöser Effekt 5
  antihypertensive Wirkung 5
  atherogenes Risiko 30
  chronotrope Wirkung 5
  ionotrope Wirkung 5
  kardioprotektive Wirkung 30
  negativ chronotrope Wirkung 99
  negativ ionotrope Wirkung 99, 106, 109
  Langzeitbehandlung 5, 8
  Langzeitprophylaxe 70
  Plasmakonzentration 5
  Sekundärpravention 71
  β_1-Subtyp 1 ff., 30 ff., 45 ff., 99
  β_2-Subtyp 1 ff., 30 ff., 45 ff.
  Therapie, Kontraindikationen 30, 71
Blutdruck
  diastolischer 22
  systolischer 22
Blutdruckabfall, postischämischer 118
Blutdrucksenkung 36
Bradykardie 22, 87
Bronchialmuskulatur, Regulation des Tonus 36
Bronchien 1 f.

Chinidin 97
Claudicatio intermittens 62, 113 ff., 118
Clofibrat 59, 62
Clonidin 36
Cortisol 20 f., 49
CPK 81

Defibrillation 94
Dextro-Thyroxin 59, 62
Diabetes mellitus 13 f., 19, 22 f., 30
Diabetes mellitus, insulinpflichtiger 17, 20 f., 24
Diabetiker 18, 20, 43
Diätetische Faktoren 40
Diätetische Maßnahmen 29 f.
Digitalis 87 f.
Dipyridamol 59
Disopyramid 97
Diuretika 88
DNA 7
Durchblutung
  periphere 113
    Regulation 113, 117
Dyspnoe 95

EKG
  Belastung 95
  Langzeit 94 ff., 98
Elektrostimulation, programmierte 96 ff.
Energiegleichgewicht 14
Energiestoffwechsel, Regulation 17
Enzymaktivität 29
Ergometrie 28
Extrasystolen 50, 94 f.
  monotype ventrikuläre 94

Fasten 13, 40 f.
Fenoterol 36
Fettdepot 17
  Mobilisation 35, 37, 40
Fettgewebe 27
Fettsäuren, freie 13 f., 17, 21, 24, 28, 45, 49
Fettstoffwechsel 53
Fettstoffwechselstörung, primäre 28
Fettzellen 38
Furosemid 87, 90

Gallensteine 62
Gefäßmuskulatur, Regulation des Tonus 36
Gefäßwiderstand, peripherer 10, 53
Gehstrecke, schmerzfreie 113 ff.
Gesamtventrikelfunktion 103
Glukagon 20 f., 35, 49
Glukoneogenese 20 ff., 49
Glukose
  Kompensation 20 f., 23
  Konzentration 13, 18
  Produktion 17, 19, 21
  Rezeptor 15
  Stimulation 16
  Stoffwechsel 17
Glukose
  Toleranz 13, 16, 29
  Verbrauch 19
Glykerol 21 f., 28
Glykogenolyse 1, 20 f., 30, 35, 45 ff., 53
Glykolyse 47

Harnsäure 29
Hautdurchblutung 119
Herzfrequenz 2
Herzinsuffizienz 41
Herzminutenvolumen 10, 22, 45, 50, 107
Herzstimulation, adrenerge 2
Herztod
  plötzlicher 6, 90, 93 ff.
    Prodromalsymptome 94
    Risiko 95
    Sekundärprävention 96
Hormon-Clearance 21
Hormone, glukokompensatorische 21
Hormonrezeptoren 35, 40
Hyperämie, reaktive 117
Hyperinsulinämie 13, 15 f.
Hyperlipidämie 59
Hyperlipoproteinämie 30, 93
Hyperphagie 15
Hyperthyreose 40 f.
Hypertonie 1, 4, 17, 19, 36, 71, 93, 113
  Behandlung mit β-Blockern 10, 72
Hypoglykämie 17, 19 ff., 30, 43
Hypokinesie, ischämische 104
Hypothalamus 13, 15 f.
  adrenerge Stimulation 20
Hypothyreose 41
Hypotonie 87

Infarktentwicklung 85
Infarktmodelle 100
Insulin 1, 17, 19, 35
Insulinpool, akuter und langsamer 14
Insulinsekretion 13 ff., 17, 30, 37
  periphere, Regulation 14
  stimulierte 15
Insulinspiegel 17, 49
Insulinstimulation 16
Insulinsynthese 13
Ischämieschwelle 53
Isoprenalin 4, 7, 15
Isoproterenol 39 f.

Kaliumtransport 5
Kalziumantagonisten 97
Kammerflimmern 86, 89 f., 94, 96
Kammerstimulation, programmierte 96
Kammertachykardie 97

Kardiodepression 3
Kardiomyopathie 95
Kardiovaskuläre Erkrankungen, Risiko 29
Katecholamine 9, 14 ff., 20 ff., 35 ff.
Katecholaminresistenz, periphere 41
Ketoazidose 24
Ketogenese 19, 23
Ketonkörper 24
Klappenprothese 96
Körpergewicht 17, 29
Kohlenhydrate 45
Kohlenhydratstoffwechsel 30, 49
Koma, hyperosmolares nichtketotisches diabetisches 24
Kontraktilität 6
Kopplungsproteine 40
Koronararterien, Stenosierungen 93
Koronare Herzkrankheit 17, 27, 59, 93, 113, 119
Koronarperfusion 107 f., 110
Koronarperfusionsdruck 108
Koronarspasmen 94
Koronarthrombosen 93
Krampfanfälle 22
Kreatininphosphokinase 81
Kreislaufstillstand 93

Laktat 21 f.
  Spiegel im Plasma 21, 47
  Dehydrogenase 81
Leistungsfähigkeit
  körperliche 45
  maximale 45
  sportartspezifische 47, 50
Leitungsgeschwindigkeit 6
Lidocain 86, 90
Linksherzhypertrophie 9
Lipase, hormonsensitive 14
Lipidsenker 57, 59, 62
Lipidspeichermyopathie 29
Lipidstatus, Kontrolle 30
Lipolyse 1, 14, 27, 45
  katecholamininduzierte 27 f.
  katecholaminunabhängige 27 ff., 49
  Rate 38
Lipoproteine 27, 30
  high density (HDL) 27 ff.
  very low density (VLDL) 27 ff.
  Muster, bei Training 53

Maisöl 62
Mediahypertrophie 9
Metoprolol 4, 9 f., 15, 18, 20 f., 68 f., 71, 77 ff., 81, 85 ff., 99 ff.
  prophylaktische Gabe 85
Mexiletin 62, 97
Mitteldruck, arterieller 9
Mortalität, Voraussage 71
Muscarin-Rezeptoren 15
Muskelarbeit 17
Muskulatur, glatte 1
Myokardareale, ischämische 99
Myokardfunktion 10
  regionale 100 f.
Myokardinfarkt 6, 57, 77 ff., 85, 93 ff., 99
  Letalität 99
  Morbidität 77 ff., 81
  Mortalität 57, 77 ff., 89

Nebenniere 22
Nebennierenmark 1
Nekrose 113
Nervensystem
  adrenerges 14 f.
  autonomes 13 f.
  cholinerges 14
  parasympathisches 13
  sympathisches 16
Neurone 3
Neurotransmitter 35
Nicotinsäure 62
Nicotinsäureester 59
Noradrenalin 1, 3, 8, 16, 35 ff., 43, 49
Normoglykämie 19

Operation, antiarrhythmische 95
Östrogen 59
Oxyprenolol 4

Pankreas 1, 16
Parathormon 35
Pentholamin 14
Phäochromozytom 13, 16
Phenprocoumon 59
Phenytoin 62
Pindolol 4, 117
Plättchenaktive Substanzen 59
Postinfarkt
  Mortalität 73
  Phase 70
  Prophylaxe 73
Practolol 4, 66, 77 f., 89, 109
Prazosin 36
Precordial mapping 81
Preload 99
Prinz-Metal-Angina 41
Propafenon 97
Propranolol 4, 15, 20 ff., 28 f., 69, 71, 77, 89 f., 99 ff., 114, 118

Proteinsynthese 1, 7, 9
Pseudohyperparathyreoidismus 40

Rauchen 93
R auf T-Phänomen 94
Raynaud-Phänomen 41, 117
Reaktionsvermögen 50
Reanimation 94
Refraktärzeit 6
Regulationsmechanismen, adrenerge 35
Renin 35
Reninfreisetzung 1
Reserpin 4
Rezeptorzahl, Änderungen 39
α, β-Rezeptoren 1 ff., 35 ff.
  Untergruppen 1 ff., 35 ff.
Rezidivinfarkt 57, 70 f., 85, 89 f.
Rhythmusstörungen, bradykarde 41
Risikofaktoren 93
Risikopatienten 94
RNA 7
Robin-Hood-Phänomen 118

Salbutamol 36
Sauerstoffaufnahme, maximale 45, 52
Sauerstoffdifferenz 45
Schilddrüsenhormone 40
Schlagvolumen 107
Schrittmacher 96
Sekundärprävention 57 ff.
Serum-Alanin-Amino-Transferase 81
Serum-Aspartat-Amino-Transferase 81
Serum-Lipide 27, 43
Shunts, prästenotische arteriovenöse 118
Sick-Sinus-Syndrom 41
Skelettmuskulatur 1, 5, 30
Somatostatin 20
Sotalol 97
Speicheldrüsen 7
Starling-Mechanismus 45
Stimulation, kardiale 1
Streßbelastung, psychische 50
Suizid 93
Sulfinpyrazon 59
Sulfonyl-Harnstoff 19
Sympathikus-Aktivität 22

Tachyarrhythmie, ventrikuläre 89 f.
Tachykardie 22 f., 72, 86
Terbutalin 15
Thiaziddiuretika 43
Thromboembolie 62
Thrombozytenaggregation, intrakoronare 94
Thrombozytenaggregationshemmer 57, 96
Timolol 4, 68 f., 71, 89
Tocainid 62, 97
Toxine, bakterielle 40
Training, körperliches 41, 51 ff.
Transmitter 1
  falscher 6
Tremor 23
Triglyzeride 27 ff.
Tyrosin-Hydroxylase 1, 8
Tyrosin-Hydroxylase-Aktivität 8

Übergewicht 29 f.
Uterus 1

Vagotonie 13, 16
Vagus-Aktivität 22
Vasodilatation 22
Venenbrücken, aortokoronare 95
Verschlußkrankheit, periphere arterielle 113, 117 ff.
Vitium 95
Vorhofflimmern 62

Wachstumshormon 21, 28 f., 49
Wandproteine 1

Xylocain 97

Yohimbin 36, 38

Zigarettenrauchen 71
β-Zellen 1, 16

Katecholamine und Vasodilatantien bei Herzinsuffizienz

Herausgeber: H.-D. Bolte
Unter Mitarbeit zahlreicher Fachwissenschaftler
1981. 49 Abbildungen, 28 Tabellen. VIII, 103 Seiten
DM 28,-. ISBN 3-540-11025-9

H. Mörl
Herzinfarkt

Ätiologie Diagnose Therapie
Mit einem Geleitwort von G. Schettler
1981. 27 Abbildungen, 1 Farbtafel, 25 Tabellen. XI, 156 Seiten
(Kliniktaschenbücher)
DM 29,80. ISBN 3-540-10536-0

H. Mörl
Arterielle Verschlußkrankheit der Beine

Geleitwort von G. Schettler
1979. 38 Abbildungen, 12 Tabellen. XIII, 160 Seiten
(Kliniktaschenbücher)
DM 28,-. ISBN 3-540-09315-X

H. Mörl
Der „stumme" Myokardinfarkt

Mit einem Geleitwort von G. Schettler
1975. 15 Abbildungen, 16 Tabellen. XIII, 113 Seiten
(Kliniktaschenbücher)
DM 22,-. ISBN 3-540-07318-3

Nitrate III

Kardiovaskuläre Wirkungen
Übersetzt aus dem Englischen
Herausgeber: H.-J. Engel, A. Schrey, P. R. Lichtlen
1982. 326 Abbildungen. XX, 659 Seiten
Gebunden DM 78,-. ISBN 3-540-11509-9

M. E. Pfisterer
Nuklearmedizinische Herzdiagnostik

Methodik, Diagnostik, Differentialdiagnose, Therapiekontrolle und Indikation bei der koronaren Herzkrankheit
Geleitworte von F. Burkart, R. Fridrich
1982. 45 Abbildungen, 8 Tabellen. XIV, 150 Seiten
(Kliniktaschenbücher)
DM 29,80. ISBN 3-540-11427-0

Vasodilators in Chronic Heart Failure

Editors: H. Just, W.-D. Bussmann
With contributions by numerous experts
1983. 124 figures, 17 tables. XV, 233 pages
Cloth DM 69,-. ISBN 3-540-11616-8

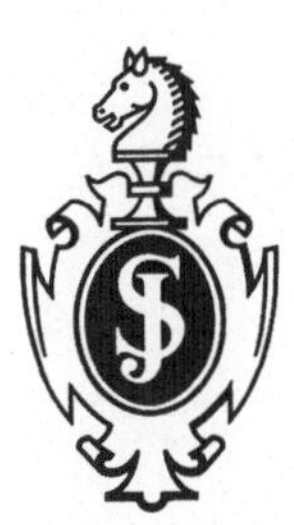

Springer-Verlag
Berlin
Heidelberg
New York
Tokyo

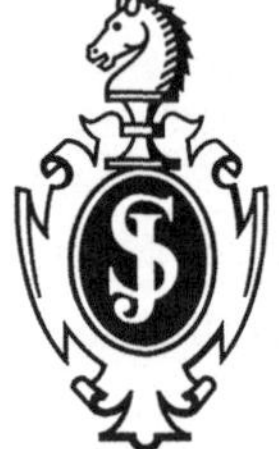

Springer-Verlag
Berlin
Heidelberg
New York
Tokyo

Aktuelle Themen der Alterskardiologie

Herausgeber: E. Lang

Mit Beiträgen von zahlreichen Fachwissenschaftlern

1982. 31 Abbildungen, 16 Tabellen. IX,88 Seiten
DM 25,-
ISBN 3-540-11528-5

β-Rezeptorenblockade

Aktuelle Gesichtspunkte

Herausgeber: F. W. Lohmann

1982. 40 Abbildungen, 35 Tabellen. IX, 114 Seiten
DM 34,-
ISBN 3-540-11302-9

Creatine Kinase Isoenzymes

Pathophysiology and Clinical Application

Editor: H. Lang

1981. 111 figures. XVIII, 317 pages
DM 74,-
ISBN 3-540-10714-2

Fortschritte in der Inneren Medizin

Prof. Dr. Dr. h. c. mult. Gotthard Schettler zum 65. Geburtstag

Herausgeber: B. Kommerell, P. Hahn, W. Kübler, H. Mörl, E. Weber

1982. 172 teilweise farbige Abbildungen. 160 Tabellen.
XXVII, 428 Seiten
Gebunden DM 128,-
ISBN 3-540-11129-8

I.-W. Franz

Ergometrie bei Hochdruckkranken

Diagnostische und therapeutische Konsequenzen für die Praxis

Mit einem Geleitwort von P. Schölmerich

1982. 70 Abbildungen, 58 Tabellen. XVIII, 231 Seiten
Gebunden DM 42,-
ISBN 3-540-11420-3

Die Herzstation

Diagnostik, Überwachung, Therapie, Rehabilitation, Organisation

Von O. Bertel, F. Burkart, F. Follath, R. Ritz

1982. 38 Abbildungen, 13 Tabellen. XIII, 213 Seiten
(Kliniktaschenbücher)
DM 29,80
ISBN 3-540-11614-1